惨事ストレス

救援者の〝心のケア〟

『惨事ストレス』編集委員会 編著

緑風出版

岩手、宮城の海岸側の地図

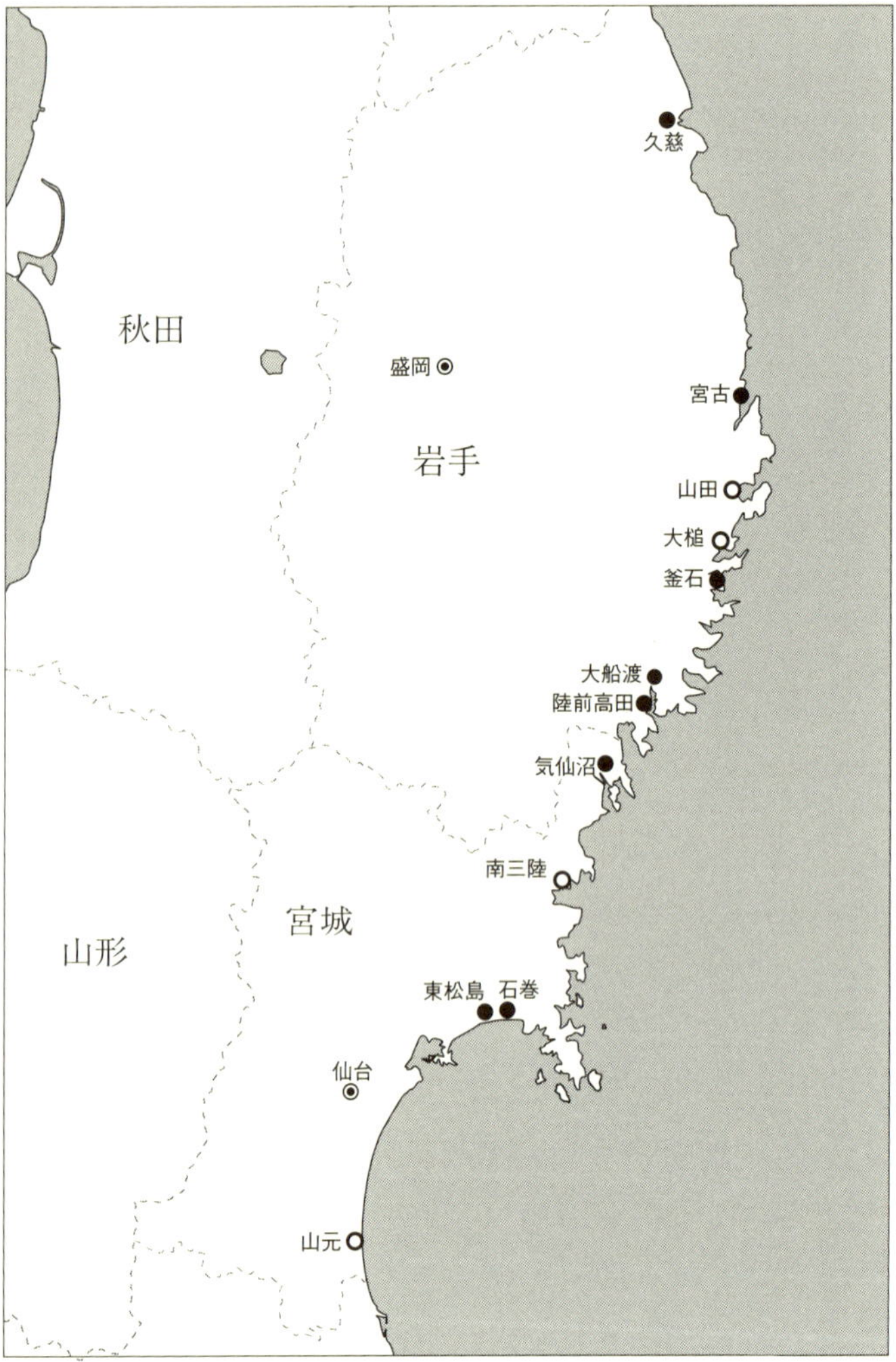

はじめに

二〇一一年三月十一日に東日本大震災が発生してから三年半が過ぎようとしています。震災は一万八〇〇〇人余の死者と行方不明者をだし、多くの住居と生産拠点を奪いました。自治体職員や消防士・消防団員からも多くの犠牲者が出ています。全国からボランティアが駆け付け、物心両面の支援をうけ、今も継続しています。しかし復興・復旧は遅れています。いまだ多くの被災者が仮設住宅での生活を強いられています。

その一方で震災が忘れ去られ、風化しつつあるのも事実です。

震災直後から、消防士や警察官などが全国から救援に駆けつけれました。そこで目撃・体験した惨状は言葉では言い表せないものだったでしょう。惨状は、今も脳裏に浮かびます。

被災地の学校は避難所になりました。学校は教職員の職場です。教職員は泊まり込みで職場の管理と被災者の支援を続けました。児童・生徒の心のケアも担いました。

全国の自治体から被災地の自治体に支援の職員が派遣されています。今年度（二〇一四年度）は一四〇〇人余りにおよんでいます。現在は、復興期に入っていますが、そうするとこれまで経験したことのない業務が発生してきます。震災直後より復興期の方が業務量は増えます。それを限られた体制でこなさなければなりません。

災害から被害をより小さくするためには平常時の体制のゆとりが必要です。

しかし東日本大震災は行政改革攻撃による〝小さな政府〟が進んだ後に発生しました。支援の職員を派遣する全国の自治体にもゆとりがありません。そのなかで地元の職員も派遣職員も奮闘を続けています。

しかし一年半が過ぎた頃から今日まで、支援活動に従事していた自治体労働者の中から三人の職員が自ら命を断ってしまいました。

いずれも自殺に至ったのは土・日曜日またはお正月です。派遣されていた二人は赴任からしばらく経って、期間が予定の半分に至る前です。多忙ななかでもふと一息入れて自己を取り戻した時、先が見えない業務量と自責の念で展望を失ってしまったのでしょうか。

これ以上の犠牲者を出させないための対策が急がれます。

震災直後から〝心のケア〟が言われ続けています。阪神・淡路大震災の経験は一部活かされていますが、その問題が救援活動に従事する者、自治体職員や教職員などにおよぶことは多くありません。さらに、深刻な状況にあるにもかかわらず組織内だけで問題にされて外部と共有されることも多くありません。むしろ隠されているとも思われます。それがまた問題解決を困難にしています。

誰が最初に言ったのかわかりませんが、体調不良は災害という「異常な事態への正常な反応」です。そのことをお互いに理解し合い、惨事ストレスもお互いに理解し合うなかから小さくすることはできます。災害は防げませんが、被害をより小さくすることはできます。

そのような中で、被災地で奮闘する支援者の惨事ストレスの問題は個人の問題や被災地だけの問題ではないということを全国の人たちに知ってもらうために「いじめ　メンタルヘルス労働者支援センター」は二〇一二年にパンフレット「惨事ストレス対策　心身不調は災害という異常な事態への正常な反応」を作成しました。そして二〇一三年十一月に、震災の時は岩手県久慈市の学校に勤務していた日本教職員組合執行委員の向明戸静子さんをお迎えして「震災後の教職員の心のケアについて」の講演をしていただきました。

兵庫では、宝塚市から派遣されていた職員が自ら命を断ったことの無念さから、同じことを繰り返させないためにと「震災と労働を考える実行委員会」を結成して二〇一四年三月に神戸で「阪神・淡路から二十年　東北へのメッセージ　震災と心のケアを考えるシンポジウム」を開催しました。

本書は、これらをまとめたものです。

救援者・支援者を犠牲にした復興は復興とはいえません。復興は被災者・救援者・支援者そして全国で心を寄せる人たちみんなで達成して喜び合うものです。

東日本大震災の後、日本各地で災害が起きています。

不充分な内容であることは承知の上ですが、これ以上犠牲者を出さないための一助になれば幸いです。

目次

惨事ストレス——救援者の〝心のケア〟

第一部　震災後の教職員の心のケアについて

向明戸《むかいあけど》静子《しずこ》

講演会　12/21（土）13：30～

震災の支援活動に従事する
労働者への心のケアは

2011年3月11日に発生した東日本大震災から2年8か月が経過しました。そのなかで復興に向けて、被災者とともに被災地の自治体職員、教職員らは全国からの1000人の応援職員とともに日々頑張っています。

東日本大震災で被災地は地震、津波、火事、福島原発爆発に襲われ、風評被害がもたらされました。震災直後から消防、警察、自衛隊、自治体職員、教職員らが救援活動に従事し、全国からも応援部隊やボランティアが駆けつけました。報道関係者が奮闘しました。

しかし被災者の健康や生活、住居問題については取り上げられますが、今も頑張っている被災者でもある自治体職員、教職員らについては見失われています。長時間労働、過重労働が続く中で〝こころの病〟、いわゆる「惨事ストレス」に罹っている労働者も大勢います。

私たちは、救援活動に参加した労働者に敬意を示すとともに、今も頑張っている被災地の労働者に思いを寄せ、そして帰省した応援職員を見守っていかなければなりません。阪神淡路大震災では、2・3年後に体調を崩した労働者もいました。

そのために私たちは、東日本大震災の時に岩手県久慈市の学校に勤務し、今は日本教職員組合執行委員の向明戸静子さんから当時の状況と取り組み、そして今後の課題について報告をしていただき、今後の活動に生かしていきたいと思っています。

多くの方と、被災地で頑張り続けている労働者と思いを共有していけることを期待します。

「惨事ストレス」とは、「消防隊員、警察官、医療関係者などの災害救援者が、現場活動をとおして受ける通常とは異なる精神的ストレス」を言います。悲惨な状態の遺体を扱うこと、子供の遺体を扱うこと、自分自身に危険の及ぶ活動、負傷者や殉教者がでること、被害者が自分の家族や知り合いであることなどが惨事ストレスをもたらしやすい状況であることが知られています。

講　演：向明戸静子《むかいあけどしずこ》さん（日本教職員組合執行委員　震災時は岩手県久慈市の学校に勤務　雑誌「女も男も」に「被災地の実態から考える子どもと教職員の心のケア」を執筆）

会　場：東京南部労政会館　第6会議室（JR大崎駅下車3分）

資料代：1,000円

主　催：いじめ　メンタルヘルス労働者支援センター　（03-6380-4453）

教職員の心のケア

向明戸静子《むかいあけどしずこ》（日本教職員組合執行委員・元岩手県久慈市教員＝震災時）

二〇一一年三月十一日、午後二時四十六分に発生した地震・津波は、沿岸部を中心に未曾有の被害をもたらしました。現在、瓦礫の山こそなくなりましたが、津波の傷跡は今なお残っており、工事車両が頻繁に行き交っています。復興へ確実に向かっているのですが、生活の見通しはなかなか立ちません。また東電福島第一原発事故による放射線の危険にもさらされています。

今回は岩手県の状況を中心に、特に報道では伝えられない学校、教職員の実態について報告します。

また、働く教職員が健康でなければ、子どもたちのゆたかな学びを保障することはできません。被災地の状況もふまえつつ、学校という職場のメンタルヘルス対策について考えを述べさせていただきます。

子どもたちの心のケア

巨大津波の惨劇、家族・友人の死といった強度のストレスに加え、日々積み重なるストレスの蓄積が子どもたちの身体に影響を与えています。怪我、体調不良などから保健室の来室数や欠席数が増加傾向にあり、友達とのトラブルや不登校も増えています。３・11当時、保育園児・幼稚園児だった学年が顕著であるという報告もあります。

被災地では、カウンセラーの派遣、相談窓口の充実など体制が組まれています。カウンセラーの派遣が始まったころは、短期間で人が入れ替わるため、継続的なケアが望めませんでした。

その反省から、子どもたちが心許して話せるようにと、現在では同じ人が長期間配属されるようになりました。そして、遊びを通して心の距離を縮め、子どもたちの身近な存在となっています。

生活環境や学習環境の変化、運動不足によるストレス、将来への不安、家族の心配など、ストレス要因の中で子どもたちは生活をしています。これからも子どもたちに寄り添いながら、見守っていく必要があります。

「がんばろう!」「絆」の裏側で

3・11を契機に、「がんばろう!」「絆」がさかんにアピールされました。被害状況を伝える報道から、笑顔・元気を伝える報道に変わり、元気であること、がんばることを要求されました。

毎年、地区ごとに記録会・大会が行われてきましたが、陸上や水泳の練習をすることすらできませんでしたが、「今年の六年生が経験できないのはかわいそうだ」、「内外へ元気な姿をアピールする」とし、実施した地区もありました。練習するためには、場所の確保、バス・運転手の手配、移動を含めた学習時間の確保が必要です。被災から数カ月ですから、無理を押してまで大会は必要だったのかという声もありました。

非日常の環境下にあるのですから、日常生活も困難が伴いますし、学校運営も当然、これまで通りとはいきません。活動場所と移動手段の確保、通学路の安全、放射線対策など、配慮することは多岐に渡ります。中学校の部活動の場合も練習場所を探すのにも苦労していました。数カ所の仮設住宅を回って生徒を拾い、練習先へ移動、練習後また仮設住宅を回ってと、丸一日費やされるのだそうです。休日返上です。

別の教員から聞いた話ですが、最近では、練習場所に困っていることを聞きつけた学校

特集/惨事ストレス対策

毎日新聞　2011年（平成23年）4月30日（土）　13版　教育　18

学ぶ 育てる

新 教育の森

心に傷負う子供も接する教員もケア

岩手県教委「こころのサポートチーム」が始動

東日本大震災の被災地では学校が順次、再開しているが、今後心配されるのが子供たちが負った心の傷だ。対応を誤ると、心的外傷後ストレス障害（PTSD）につながる恐れがある。岩手県教委は臨床心理士らで専門の「こころのサポートチーム」を作り、本格的な支援に乗り出した。　【三木陽介】

三陸沿岸の海から約300㍍の高台にある同県山田町立山田中。津波や地震の被害は免れたが、周囲はがれきに覆われている。始業式を8日後に控えた4月13日、ここに周辺の小中高校の教員約40人が集まった。サポートチームによる教員向けの研修だ。クラスメートが犠牲になったり自宅や家族を失った子供たちとどう接したらいいのか悩む教員も多く、始業を前に企画された。

◆安心感を与えよう

講師は、チームのメンバーで臨床心理士の佐々木誠さんと三浦光子さん。震災直後は「急性期」と呼ばれ、寝付けない▽食欲がない▽落ち着きがない▽乱暴になる▽やる気が出ない▽ひきこもる――と、多様な反応が出てくる。だが、佐々木さんは「これは自分を守るための自然な反応。大切なのは安全と安心感を与えること」と説明した。

95年の阪神大震災では、机を揺らして遊ぶ「地震ごっこ」がみられた。今回は「津波ごっこ」も出てくるかもしれないが、しからずに見守ることが必要という。遊びを通して子供たちは安全と安心感を再確認するのだという。放置するのではない。授業中、ノートに津波の絵を描いてばかりいる子供がいたらどうするか。三浦さんは「『うまく描けたね。じゃあ漢字やろっか』と、現実に戻してあげて」とアドバイスした。

震災の話題をあえて避けるのも良くないという。三浦さんは「避けて通るとしゃべってはいけないと心の中に抱え、逆に残ってしまう可能性がある」と注意を呼びかける。

参加した教員からは「亡くなった子がいることについて教室でどこまで話をすればいいのか」という質問が出た。三浦さんは「担任教師が一番子供の状態を知っているのだから、先生の判断した通りでいい」とした上で、「事実をみんなで共有し、一歩前へ進むことが大切」。佐々木さんも「子供に分かる表現で説明してほしい」と助言した。

子供の状態を把握するには保護者との連携も欠かせない。学校ではストレス反応が出ていなくても、家で出るケースもある。三浦さんは「保護者から相談があった時は医者のような立場で助言するのではなく、話を聞いて『一緒に専門家を探しましょう』と寄り添うことが大切」と話す。県教委は専用の相談窓口も開設した＝表参照。

◆先生も肩の力抜いて

研修では講義だけでなく、心身をリラックスさせる「実技」にも時間を割いた。「子供を元気づけるには先生が元気でいることが大切」（県教委）だからだ。県教委によると、同県沿岸部の公立小中高校の教職員約2500人のうち約2割が、家屋に被害を受けた被災者でもある。

佐々木さんの指導で、両腕を上に伸ばしたり、肩を上下させたり、座った状態で足を伸ばしたりするたびに「あー」「はー」と気持ちの良さそうな声がもれ、それまで緊張感や疲労感が漂っていた教員の顔に初めて笑みが浮かんだ。

「笑っちゃいけないと思っている人がいるかもしれないが、それは間違い。力を抜く時に抜かないと力を入れる時に入れられない」。佐々木さんはリラクセーションの大切さを説く。阪神大震災の時、感情を素直に出し「泣き虫先生」と呼ばれた教員のクラスではストレスの回復が早かったという。

研修に参加した小学校の女性教員(36)は「私自身、家を流され、研修を受けるまでは力が入り過ぎていた。研修のおかげで楽に臨める」。4月に内陸部から異動してきた小学校の男性教員(32)は「被災していない自分がどう子供たちと接すればいいのだろうかと不安だった。子供たちに日常を取り戻してあげられたらと思う」と話した。

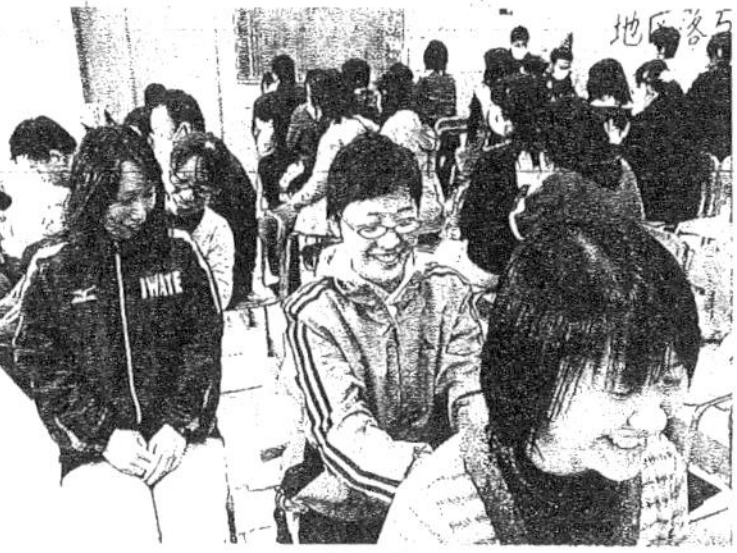

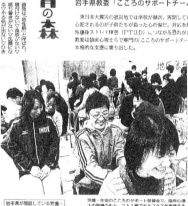

児童・生徒のこころのサポート研修会で、臨床心理士の指導のもと、2人1組でセルフケアを実践する教員たち＝岩手県山田町で13日、和田大典撮影

岩手県が開設している児童・生徒、学校関係者の心や健康に関する相談窓口

■ふれあい電話
☎0198・27・2331
時間：9～17時、平日
対象：児童・生徒、保護者、学校関係者

■教員のための教育相談電話
☎0198・27・2821
時間：9～17時、平日
対象：教員、カウンセラー

臨床心理士らが長期支援

子供の心の傷は、阪神大震災の時に大きな問題になった。教員らが避難所運営などに忙殺され、心のケアが遅れたケースもあった。兵庫県教委の調査では、心のケアが必要な小中学生はピーク時、4000人を超えた。同県は震災3カ月後から、心のケアに専門に当たる教育復興担当教員（その後、心のケア担当教員と名称変更）を配置し、最大163校で207人が子供の手当てにあたった。

岩手県では、沿岸部の小中高校に通っていた児童・生徒は計約2万8000人。亡くなったり行方不明になったりした子供は100人に上る。

同県教委は震災直後、中・長期にわたって心のサポートを継続できる体制を整えた。その核になるのが佐々木さんらが参加する「こころのサポートチーム」。県内の臨床心理士6人らで構成され、阪神大震災や中国・四川大地震（08年）などで心の支援活動に当たった兵庫教育大大学院の冨永良喜教授をスーパーバイザーに迎えた。

県内全小中高生対象に定期アンケート
個別相談、カウンセリング、教員研修

サポートの基にするのが児童・生徒の「心のカルテ」。学校再開後1カ月をめどに5項目のアンケート（「心と体の健康観察」）を実施する。対象は沿岸部だけではなく、内陸部も含めた県内の全小中高生。内陸部でも3月11日の大地震とそれ以降続く余震におびえる子供が少なくないためだ。

内容は①眠れるか②イライラするか③夜中に目が覚めるか④腹痛など体の不調はないか⑤ごはんがおいしく食べられているか――。このアンケートで個別相談を実施して、さらに6～7月ごろ、小学生19項目、中高生31項目と詳細な内容で再度調べる。心の状態に応じて医療機関と連携したり、スクールカウンセラーがカウンセリングする。

教員を対象にした研修も定期的に実施する。山田中で実施したような「急性期」対策の研修は5月中旬までに県内各地で計21回開く予定。半年後、1年後など各時期に応じた内容の研修も開くという。

■ 毎日jpに大震災関連記事

毎日新聞のウェブサイト「毎日jp」（http://mainichi.jp/）で「東日本大震災」を特集しています。最新記事や希望新聞、被災地へのサポート情報を掲載。「ライフスタイル」→「子育て・教育」のページにも震災関連記事があります。

り、県外まで行くこともあるそうです。ちょっとした遠征が日常的に行われていると聞きました。大変だけど場所には困らなくなったと苦笑いしていました。

学校にも、各種取材、有名人やスポーツ選手の慰問・訪問、支援事業としての招待、全国からの手紙や物資など、さまざま届きました。子どもたちの楽しみや励みともなり、全国とのつながりを感じる、いい機会でもあります。「被災地のことを忘れないでほしい」という思いと善意への感謝の気持ちから、その多くを受け入れてきました。

反面、それも学校にとっては非日常です。授業はカットされ、事前の指導に、事後にはお礼の手紙の指導にも時間を割きます。たまの楽しみ、息抜きであればいいのですが、度重なると、落ち着いて学習することができず、感謝とは裏腹に多忙感が募ります。子どものテンションの高さと元に戻ったときのギャップを心配する声もありました。当初、学校に直接問い合わせがきましたので、その対応に人手が割かれました。本来の業務が遂行できるよう、また落ち着いた学習環境をつくるためにも、窓口を一本化する必要がありました。

そういったことから、現在では市町村や教育委員会が窓口になっており、学校が直接やり取りすることは少なくなりました。また交流等する場合も、子どもたちの負荷とならないような形にしたり、学校代表者のお礼状で了承していただいたりと、先方にもご理解を頂いているそうです。

被災地教職員の疲弊

教職員も避難生活の中で仕事を続けました。不眠不休で情報収集や安否確認に奔走し、落ち着くと卒業式を執り行いました。息つく間もなく、学校再開の準備にとりかかり、それでも例年より遅い始業式・入学式となる学校もありました。

教職員も生活環境や職場環境は一変しました。片道六〇km～一〇〇kmもの遠距離通勤となり、中には家族と離れ離れの生活を余儀なくされた人もいました。この長距離運転は、疲労の蓄積の一因となっています。

また遠距離通勤や、施設の管理の都合によって、定時に一斉退勤するようになった職場もありましたが、その分、日中の業務は過密になりました。残った仕事は自宅に持ち帰り、通勤のために朝も早いので、結局、睡眠時間が削られます。疲労回復することなく、翌日、また長距離運転をして職場に向かうのです。

暗くなると怖い、一人でいるのが怖い、という心理的な理由から、定時には一斉に帰るのだという話も聞きました。

こうして、被災地教職員は、極限状態の渦中で疲労を回復することなく、日々の過密な労働と長距離運転により疲労を蓄積させながら、今日に至っています。

被災地教職員のメンタルヘルス対策

岩手県では二〇一一年度から県教育委員会、公立学校共済組合岩手支部などの主催で、被災地教職員の健康管理事業が行われています。教職員を対象にした事業は他県と比べ早いスタートでした。事業内容は、大きく分けると、個別相談とメンタルヘルスセミナーで、個別相談の会場は学校に巡回してくるものと、町の中心部または盛岡（県庁所在地）を会場にしたものがありました。

県教育委員会は、二〇一三年度から個別相談の一部事業の廃止を決めました。その理由に、①沿岸の医療機関の被災によって受診機会が失われないよう立ち上げた事業であり、現在は医療機関が復旧していること、②希望者が減っていること、③学校側から歓迎されなくなってきたことを挙げ、今後は医療機関を利用するようにということでした。

しかし、廃止の理由の真意に目を向けると、学校巡回型の相談は継続する必要があるのではないか、と考えます。

巡回型相談事業を積極的に活用してきた学校の養護教員の話によると、管理職が中心になって対象者をリストアップし、日程調整や校内体制をはかったことにより、高リスク者に対する年二回の相談を可能としたということでした。その学校で

朝日新聞　第3種郵便物認可

学びと震災

心のケア まず先生から

学校再開の準備・避難所運営…忙しさ限界

子どもたちの心のケアには、まず先生のケアから。東日本大震災の被災地に養護教諭やカウンセラーらが続々と入り、教師を支える活動をしている。被災地の先生たちは学校再開も避難所運営も……と手いっぱい。教え子や自分の家族と十分に向き合えないといった悩みを抱えている。

養護教諭に悩み告白「楽に」

福島県西郷村の村立川谷小学校と川谷中学校で4月19日、先生向けの研修会があった。原発事故で県沿岸部から避難した児童・生徒を受け入れている学校だ。研修は子どもの心をケアするプログラムを学ぶ場だが、プログラムを体験してもらうことを通じて先生の心を支える狙いもある。

県臨床心理士会の成井香苗副会長が教師役に、先生たちが生徒になった。睡眠や体調に関するアンケートをとり、簡単な体操でリラックスした後、それぞれの思いの告白に移った。

「家族が散らばって避難しているので、それを考えています」。川谷小の安部大助先生(35)は「今、感じていること」を聞かれて、そう切り出した。

福島第一原発事故の警戒区域にかかる同県浪江町出身。震災前まで祖父、父母、兄夫婦や弟夫婦ら計13人が町に暮らしていた。

兄は勤務先が被害を受け、転勤の可能性が出てきた。原発関係企業に勤める弟は、事故処理の関連業務に出るかもしれなくなった。同県郡山市内に新築して1年ほどの自分の自宅は地盤が沈下して傾いたまま。そんな不安が言葉ににじんだ。

川谷中の佐藤友昭校長は震災発生以来、翌朝の通学路や学校の異変に備えようと、一晩中ラジオを流しながら寝ている、と話した。地震のたびに目が覚めてしまううえ、単身赴任の自宅では夜間は1人。教師や生徒たちのことも気になる。

「昼間は周りに先生や子どもたちがいるので逆に安心感がある。くつろげるはずの家が、今はくつろげない」

宮城県石巻市には4月7日から、秋田県教委から養護教諭らのチームが派遣されている。1チーム3泊4日で、5月末まで計11チームが現地入りする。

子どもを直接ケアすることよりも、地元の養護教諭を精神的に支え、子どもと向き合う時間を増やしてもらうことに重きを置く。

3月下旬に先遣隊が現地入りしたときのこと。宿舎に夜、地元の養護教諭が訪れて胸中を打ち明けた。学校に泊まり込んでいて、避難所に暮らすわが子を抱きしめてあげられないこと。安否不明の児童を捜したくても学校を離れられないもどかしさ。ひとしきり話すと「少し楽になりました」と帰っていったという。

聞き役になった秋田県の小野敬子教諭は「先生はいつ倒れてもおかしくない状態だった。子どもたちのためにも先生を支えることが最優先と分かった」と振り返る。

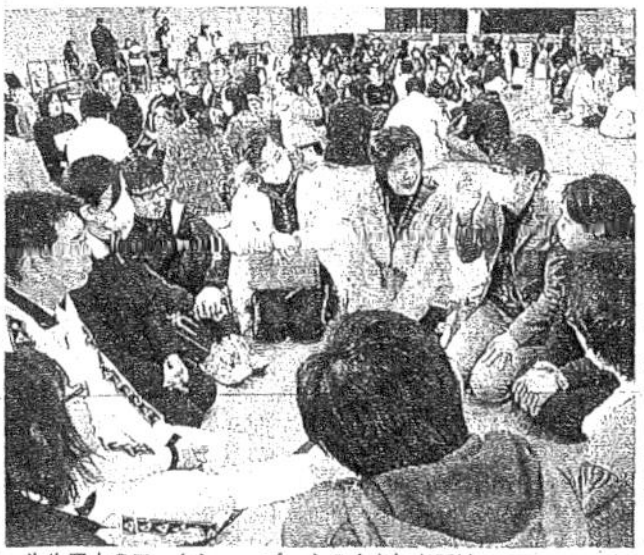

先生同士のワークショップ。心の中を打ち明けあう＝4月6日、宮城県多賀城市、平岡写す

「完璧でなくても」「居るだけで意味」 専門家

先生たちに必要なのは、悩みを打ち明け合い、支え合える環境だ、と指摘するのはNGO「プラン」（本部・英国）のウニ・クリシュナンさん。世界中の被災地の子どもたちの心理ケアをしてきた医師だ。

4月上旬、宮城県多賀城市で開かれた教師の研修会で、ウニさんは先生同士のワークショップを催した。

参加者300人は10人ほどのグループに分かれた。

あるグループは「今も3交代で避難所の泊まりをしていて疲れる」「自分だけが助かったような、申し訳ないような気持ちになる」と悩みを打ち明け合った。

話はやがてストレス解消法に移った。「久しぶりに牛乳を飲んだら、イライラがなくなった」「泥をかぶって汚れていた書類やファイルを一気に捨てて片付けたら、すっきりした」

別のグループでは、「子どもにシャボン玉をさせるのは良い。きれいでゆっくりとしたものをみるのが効果的らしい」と、子どものケアに役立つ取り組みを教え合う姿が見られた。

多くの先生たちは、避難所の運営や学校再開に忙殺され、自宅や家族も被災して、児童生徒のケアに全力をつぎ込めない無力感にかられている。

「こういう時こそ『できないことはできない』と自分の心に言い聞かせることが大事。完璧じゃなくていい。『中途半端にやる力』が、長い目で見たらとても大切」と国立国際医療研究センター国府台病院児童精神科の医師の岩垂喜貴さんは強調する。

宮城県石巻市で4月初めに講演した際、岩垂さんは聴衆の先生たちをこう励ました。「イライラや落ち込みを隠して子どもに接しようとするのは難しい。無理に前向きになる必要もない。子どもにとっては先生がいてくれるだけで治療的な意味があるのです」

先生たちだけでなく、被災地や、余震と放射能汚染におびえる多くの家庭にも通じることではないだろうか。

（川見能人、岩波精、平岡妙子）

は、面談日は午前授業にして子どもたちを下校させる措置をとったそうです。安心して相談することができる環境を作ったのです。それでも事業には不備があると指摘しています。一つは実施日の周知が遅いこと、もう一つは、時間が足りないことです。

この学校で事業が活用されたのはメンタルヘルスに対する管理職の認識が高かったこと、そのための配慮が適切に行われたことがあります。その学校でさえも、町の中心地の庁舎、ましてや盛岡に出かけてまで相談を希望する人はいなかったそうです。勤務時間内に勤務場所を会場にしていることも相談機会を保障できたと言います。県教育委員会の言う、休暇を自分で申し出て医療機関の受診をすることは現時点では難しいでしょう。巡回相談の時間すら調整できない職場ではなおのことです。

健康相談をきっかけとした面談を継続的に行うことが有効なメンタルヘルス対策であると考えます。そして実情に合った対策でなければ、ないのと同じです。教職員の場合、学校巡回型であること、相談日を優先した勤務対応をとること、また訪問時間または回数を十分に確保することが望まれます。

これまで沿岸部を対象にしてきましたが、人事異動によって、被災地域だけではなく、県内全域で対応する必要がでてきました。事業の廃止ではなく、むしろ拡充する必要があります。また、学校によって対応が違ったということは、教育委員会および管理職は、安全配慮義務を果たしていません。このことについては、次の項で取り上げたいと思います。

学校という職場、労働者としての教職員

残念ながら、全国的に、学校という職場には、労働安全衛生が根づいていません。それゆえ被災地でのメンタルヘルス対策の不備や遅れが生じたと考えられます。前述した被災地のメンタルヘルス対策でも徹底されなかったのは、根本に問題があるからです。

教職員、管理職にさえ、安全衛生教育が行われておらず、そのため、衛生委員会はあっても実体がない、または年に数回しか開催されていないのが実情です。統括する各教育委員会の担当者でさえ理解していないことも少なくありません。また、教職員一人一人の勤務実態、労働時間の把握がされておらず、長時間労働の抑制になっていません。これまで安全配慮義務として求めていますが、教職員より子どもたち、と後回しにされてしまいます。極めて異常な状態を野放図にしていると指摘されそうですが、教職員は労働者であり、学校は職場であることを再確認し、労働安全衛生教育を徹底していく必要があると考えています。

文部科学省調査によると、公立小中学校教員の病気休職者のうち精神疾患の休職者は、約五〇〇〇人に上り、深刻な課題です。病気休職者数、精神疾患の割合は、被災地と他県とでは大きな違いはまだ見られませんが、定年前退職の増加は著しく、休職に至る前に自

ら職場を去っていることが考えられます。

被災地でのメンタルヘルス対策は、将来的に、全国の教職員の精神疾患による病気休職者の抑止の鍵となるのではないか、そう信じて、実情に合った対策となるよう改善を求めていこうと思います。

最後に、学校や教職員の実情を取り上げてくださりありがとうございました。私の出身地である岩手を取り上げましたが、地域・学校によって状況は異なることをご了承ください。

岩手県の小学校教員。二〇一二年四月より日教組中央執行委員に就任。二〇一四年四月より岩手県に戻る。『女も男も』二〇一三年春・夏号に「被災地の実態から考える子どもと教職員の心のケア」執筆。

第二部　神戸から東北へのメッセージ

阪神・淡路から２０年　東北へのメッセージ

震災と心のケアを考えるシンポジウム

◇基調講演「復興期の心のケア　阪神淡路の経験から」

講師：岩井　圭司氏（兵庫教育大学・教授）

◇パルネディスカッション

パネラー：兵庫から被災地に派遣されている職員／

岩手県の被災自治体職員／神戸新聞社・記者

コーディネーター：千葉　茂氏（いじめメンタルヘルス労働者支援センター）

◇日時：2014年3月9日（日）

午後１時３０分～４時

◇会場：神戸市勤労会館　多目的ホール

＊JR・阪神・阪急三宮駅から徒歩５分

◇参加費：無料

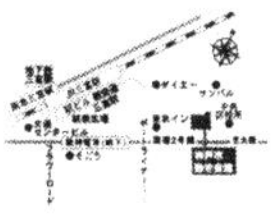

阪神・淡路大震災においては、多くの人が災害救援に携わったことから救援現場の惨事ストレスが問題となりました。また、医療関係者やボランティア、あるいは行政関係者の精神保健上の問題の大きさと、心のケアの大切さが取り上げられました。阪神・淡路大震災の経験が、今すすめられている東日本の復興支援にどう引き継がれ、活かされているのかを考え合う必要があります。

シンポジウムでは、震災と心のケアをテーマに、被災地の復興に携わる救援者の健康対策について考え合います。ご参加をお願いします。

【ひょうご安全の日推進事業助成対象事業】
この事業は、「公益財団法人ひょうご震災記念21世紀研究機構」と「ひょうご安全の日推進県民会議」の助成を受けて実施しています。

◇主催　：　震災と労働を考える実行委員会

◇連絡先：　神戸市中央区古湊通1-1-13 ュト

NPO法人 ひょうご労働安全衛生センター内

TEL　078-382-2118／FAX　078-382-2124

［震災と心のケアを考えるシンポジウム］

基調講演　「復興期の心のケア」

岩井圭司（兵庫教育大学大学院教授）

私は、阪神・淡路大震災後には「こころのケアセンター」に勤務して、被災者の生活復興を主にメンタルヘルスの面から支援しました。現在も「兵庫県こころのケアセンター」というのがありますが、別組織です。メンバーは重なっているのでややこしいのですが（笑）。当時の「こころのケアセンター」は震災復興基金による五年間の時限立法の組織でした。

今回の東日本大震災でも同じような「心のケアセンター」が設立され、阪神・淡路のやり方が一部引き継がれています。私は今度は岩手県教育委員会から辞令を受け、岩手だけで二カ月に一回ぐらい、仙台、福島を合わせて年に一〇回ぐらい東北の被災地を訪れています。今回の被災地では、阪神・淡路大震災の時のやり方が良くも悪くも踏襲されています。一部は反面教師として受け継がれていることもありますが。いまこそ十九年を経て、私たちは薄れゆく記憶に抗しながら阪神・淡路大震災を思い出す時期に来ていると思っています。

失敗をなるべく繰り返さないでいただきたい

阪神・淡路大震災の時の「苦いカルテ」が充分に活かされていない……私にはそう思えてならないことが再々あります。

一つには神戸市、兵庫県の〝正史〟が、あの当時の事情を正確に伝えていないということがあるように思われます。私が東日本大震災の被災地でどのような話をしているかというと、「私たちは阪神・淡路大震災でこういう失敗をしたからなるべく繰り返さないでいただきたい」という失敗談なのです、実は。こういうのを、医者の世界では「苦いカルテ」といいます。治療に失敗した患者のカルテです。不幸にして治療に失敗した場合、そのカルテから学ぶということが医者の技量の向上には不可欠です。同じような発想が防災計画や被災者援助にも求められていると思います。

阪神・淡路大震災の時は神戸市も兵庫県も、それ以外の官民ともになけなしの資源をつなぎ合わせてよく頑張ったと思います。私自身、その真っ只中にいましたが、そんなに間違ったことをしたとは思っていません。しかし阪神・淡路大震災というのは充分な準備がないところに起きた大災害です。ですから私たちがあの時一生懸命やったことをそのまま次の防災計画に書いてはいけないのです。次に準備するならもう少し別のやり方になるはずです。

ここでちょっとだけ自己紹介をさせていただきます。私はもともとは、大学病院や県立病院で勤務医をしていました。阪神・淡路大震災の後「こころのケアセンター」に移りました。途中から県の精神保健センターと県庁の障害福祉課と兼務していました。その後の二〇〇〇年から現在の兵庫教育大学に移りました。全国の公立の幼・小・中・高の先生が内地留学をしてくる大学院大学です。

今日の話は株式会社じほうが発刊している『心的トラウマの理解とケア第二版』（外傷ストレス関連障害に関する研究会／金　吉晴　編）に書いてあります。その中の自然災害の箇所を私が書いています。いい本です。自分で言うのもなんですが（笑）。

トラウマ関係の本はたくさん出ていますが、専門家向けの本か一般向けの啓発書のどちらかです。この本は真ん中の本です。どのような人を対象にしているかというと対人援助者の立場で被災者に接する人向け、しかも臨床心理学や精神心理学的なトレーニングをこれまであまり受けてこなかった方です。精神科の経験のない看護師とか保育士、学校の教師、福祉事務所のケースワーカーやボランティアで一定以上の期間被災地で活動しようと思っている方に読んでもらいたい本です。

復興期に一番大切なのは自殺対策

阪神・淡路大震災の死者は、六千四百五十三人です。阪神・淡路大震災は、救助活動の面では、日本の災害関連法規の制度ではまったく対処できない事態であった、だからああいう展開になったのだということを「苦いカルテ」として覚えておかなければならないのではないかと思っています。

ここに、長田の大火があった地域の写真をお示ししています。震災で一面焼け野原になった地域を、震災二周年の日に私が撮った写真です。瓦礫の撤去作業が行われていました。東日本大震災でがれきの撤去が遅れていたと言われますが、はっきり言って阪神・淡路の方が遅かったのではないでしょうか。お互いのねぎらいの中で、こういう状況で生活していたということは思い出して確認しておく必要があります。ややもすると東日本大震災と比べると阪神・淡路大震災は楽だったとする風潮が全国の中にはあります。それでは阪神・淡路大震災の被災者は浮かばれません。あの時も結構大変だったのです。で、あたり一面の焼け野原が、二年間でここまで復興しました。その二年間でこの地域の住民の方の

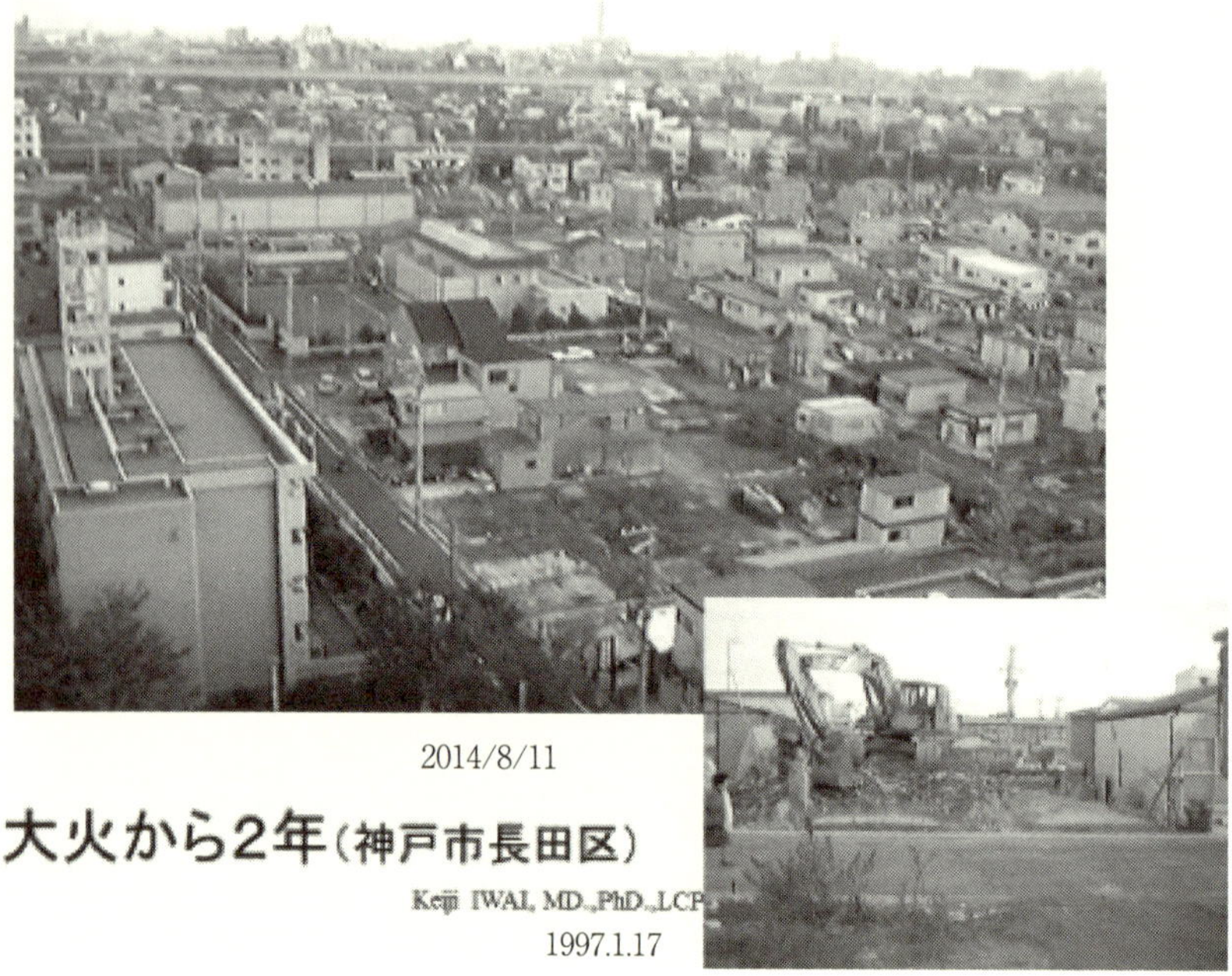
2014/8/11
大火から2年（神戸市長田区）
Keiji IWAI, MD.,PhD.,LCP
1997.1.17

生活はどうであったかということに思いをはせたいと思います。

記憶を呼び戻していただきたいし、想像力を働かせてもらいたいと思います。

震災二年後の写真をもう一度じっくり見てください。まだまだ更地が多いですね。転居したまま帰って来れていない住民が多いのでしょう。ようやく瓦礫を撤去している区画もあります。コンテナの仮設店舗で営業している商店があります。一方で、かなり立派な家を自力で再建した人もいます。二年間で立ち直りに個人差が生じています。おそらく東日本大震災でもそうです。個人的状況に差がついてくる中で、やや生活復興が遅れている方は、自分たちはなかなか楽にならないな、いつまでもしんどいと考えている自分は情けないと自分を責めながら燃え尽きが広がっていくことがあります。この時期に、求められているの対策は一言で言うと見守りと発信です。

大企業の社員の方はアメニティのいいところにすぐ移ります。経済的ゆとりがある方は自力で仮設住宅から転居していきます。しかし震災後の不自由な生活状況の中で、家族がなかったり、見守ってくれる人がいない状況にある人が孤立無援になると燃え尽きていくことがあります。そういう人から自殺者を出さないようにしなければなりません。

復興期の心のケアとして一番大切な問題は自殺対策です。ＰＴＳＤ（心的外傷後ストレス障害）は早く治してあげた方がいいし、トラウマでうつ病になった方も心のケアが必要です。被災地でのアルコール依存症の問題も大きな問題です。そのように大切な問題がいくつも生じてきますが、取り返しがつかないということでは自殺を防ぐことが一番大切です。

自殺を予防するためには「横軸」と「縦軸」の対策が必要です。

「横軸」とは、横断的に見た時にある人は別の人よりも統計的に将来自殺する確率が高い、ハイリスクを背負っている人がいるということです。そういう人には随時注意が必要です。

「縦軸」は、同じ人であっても時間経過の中で自殺が迫ってきているという危険サインがみられるようになってくると注意が必要だ、という認識です。

自殺対策のかなめは、常に互恵的、お互いがお互いを気遣う形で、自殺、ストレスやトラウマについてオープンに話す機会を持つ、あるいはそのような雰囲気を職場や家庭で作ってもらうということにあります。自殺をタブー視しないでほしいです。しんどくなったら人間死にたくなるよね、そういうことがあるらしい、でも死なないでほしい、と日頃からオープンに話してほしいです。

一方、マスコミが自殺について報道し過ぎると、自殺の流行現象が起こります。日本の自殺者数は十三年連続で三万人を越えていましたが、二年前から三万人を切りました。そうするとマスコミは、減ったけれども青少年の自殺は増えていると報道しました。マスコミは多少社会に害毒があったとしても真実を報道するのが使命ですから、こういった報道を一〇〇％否定することもできません。しかし、精神科関連の多くの学会は、センセーショナルな、節度のない報道があったら毎回必ず抗議しています。マスコミには自殺について過剰報道することを避けていただきたいのですが、お互いが目と目を合わせて話せる関係、名前と顔が一致するような学校の一クラス、職場の一つの部ぐらいでは話がオープンに出来るようにしていてほしいです。タブー視しないことが予防になります。

どういう人が自殺しやすいかについては、統計的にほぼ確定しています。自殺未遂を繰り返している人は高いです。「あなたには死なないでほしい」という最低限のメッセージは送ってほしいです。

懐かしい人に会いに行く、見られたくないものを処分する、などといった「別れの準備行動」が見られたら、自殺が切迫しているサインである可能性があります。ずぼらな人が急に整理整頓を始めたという徴候が出てきたら要注意です。兵庫教育大で一番整理が悪いと言われている岩井の研究室が急に整頓されたとしたら、それはまさに岩井が自殺しようと考えているというサインなのかもしれないのです（笑）。

兵庫県のある市から東日本大震災の被災地自治体に派遣された職員が自殺したという痛ましい事件が先日ありました。自殺をタブー視しないで真面目に取り上げて話をして欲しいです。

生活ストレス対策を

被災者のメンタルヘルス対策は、時間が経つと対策の重点は変わってきます。今は震災発生から三年経って、急性期を脱して中長期に入っています。

災害発生後の被災者心理は三つの段階を経ます。直後は「茫然自失期」です。発災後半日から二〜三日目です。この時期被災者は、どうしていいかわからないでぼやーっとしています。やがて「ハネムーン期」が来ます。お互いがお互いのことをおもんばかり、被災者の中でボランティア団体が結成されてお互いが愛他的に助け合って避難所を運営していきます。愛情と熱意にあふれた時期です。

しかしそれはいつまでも続かず、「幻滅期」に入ります。オーストラリアの精神科医ラファエルは著書『災害が襲う時』（みすず書房刊）の中で、「災害についての記事が新聞の一面トップ記事でなくなった時に幻滅期が始まる」と書いています。

阪神淡路大震災の時はどうだったかと考えると、三月二十日に地下鉄サリン事件が起きて新聞のトップ記事になります。その時期だと思います。

被災者は、茫然自失期には自宅や路上にいます。やがて避難所、仮設住宅、復興住宅に移ります。被災者の居場所もそのなかで変わってきます。初期の避難所や仮設住宅に移った頃は初期的ケア・予防的ケアが行われます。仮設住宅から復興住宅に移る時期は、緩和的ケアに比重が移されていきます。

予防的ケアとは、災害で蒙ったトラウマをうつ病やＰＴＳＤ、アルコール依存症にならないようにするケアをいいます。トラウマ対策が重要になります。

一般にトラウマというものは、個人差はありますが時間が経れば影響はだんだん軽くなってきます。身体の怪我も心の傷も自然回復力が働きます。ところが自然災害の場合、災害後ライフラインが断たれて都市機能の復旧が充分でない中で、避難所等での不自由な生活が続くと、時間が経つほど生活ストレスが積み重なっていくということがあります。災害そのものによるトラウマよりも、その後の生活ストレスの影響が強くなります。

生活ストレスからくる症状を治療することに比重を移していかなければなりません。生活ストレス、あるいは職場での長期間にわたる災害後ストレスが積もり積もって来るのを放置するといわゆる「燃え尽き症候群」が起きてきます。

初期のトラウマ的状態を予防することに重点があったのから、災害後の生活ストレスの積み重ねによって燃え尽きることを予防する方に徐々に重点を移されていく時期になっています。今はその時期です。

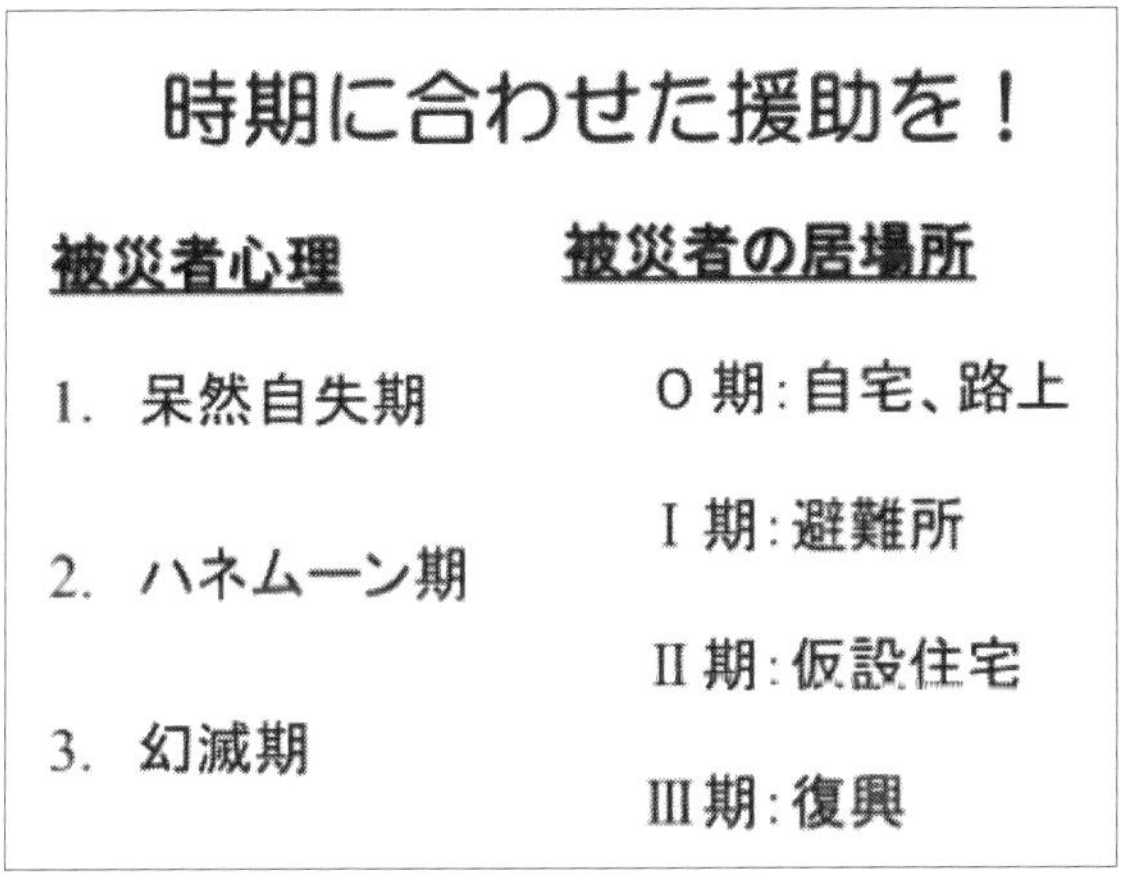

阪神・淡路大震災後の「こころのケアセンター」の相談記録では、ＰＴＳＤの相談は少ないです。全相談件数の三％ぐらいにしかすぎません。それよりも、生活不安とか対人関係、眠れないというような相談が多かったのです。しかし、ＰＴＳＤ罹患者が多くないから大丈夫などと思ってはいけ

ません。ＰＴＳＤの診断基準を満たさないものの不安がたいへん強いケース、アルコール依存症等の問題がたくさん起きていたことを知っていただきたいです。

生真面目は心の健康にとってよくない

燃え尽きとは、特に職務上のストレス、疲労感が蓄積していって、無気力、うつ状態のために職務上の能率低下が起きてしまうことを言います。生きていても仕方がないという諦め、諦念、事故懺悔、自責感の結果から自殺に至ることがよくあります。今はこの対策が重要です。

そうならないための専門的治療の前のメンタルヘルス対策としては、一般的ストレス対策が有効です。一般的ストレス対策の要点は三つあります。一つは「休息」です。休まずに根性で乗り切ろうというのが一番よくないストレス対策です。生真面目で律儀な人は、落ち込みかけると自分に気合や発破をかけて頑張ろうとします。一時的にはそれでいいかもしれません。ところが疲れがたまってしんどいのに気合をいれたら余計に疲れがたまります。次にもっと落ち込みが来ます。悪循環を起こします。真面目すぎるのは、心の健康にとってはマイナスです。がんばり過ぎないで休んでほしいです。

二つ目は、「表出促進」です。安心できる、信頼できる相手、絶対に味方になってくれる人に弱音を吐きだしてください。言わないと自分で自分をあざむくことになります。

三つ目は、「体験共有」です。同じ立場にある人が、お互いにしんどいけど燃え尽きない程度に頑張っていこうなと支え合う、ちょっとだけ励まし合う、ねぎらい合う、そういう体験共有が出来ればいいです。

同時に「孤立無援化を防ぐ」ことが大事です。「俺なんか周りの人に迷惑をかけているばかりだ」「どうせ誰も俺のことなんか気にかけていない」と思うと燃え尽き自殺が迫ってきます。

職場では連帯が一番大事です。孤立させないことです。

孤立しがちな人がいます。そういう人には「あなたのことを気にかけているよ」と言うメッセージを出し続けてください。

派遣された支援者が自殺したということでは、派遣先で孤立しがちだったのかなと思われます。そうだとしたら今後派遣する時にはその問題を検討していただきたいです。

PTSDを見落とされている人がいる

職業救援者が被災者のことをケアしているつもりでも、職場の同僚に目を向けているつもりでも、どうしても見落とされるケースが出てきます。自戒を込めてデータを紹介します。

阪神・淡路大震災ではＰＴＳＤは少ないと言いました。確かに診断基準を完全に満たすＰＴＳＤは少なかったのです。東北ではどうか。最初は少ないという話でしたが、震災直後には発病しないで今頃になって発症している人も中にはいます。

現行のＰＴＳＤの診断基準は、アメリカでベトナム帰還兵の救済のために作られました。そこでは、トラウマを蒙ってから六カ月以降にＰＴＳＤの発生はほとんどないと書いてありますが、それをそのまま日本の震災被災者に適用することはできないように思います。

沖縄協同病院精神科の蟻塚亮二医師は沖縄戦の研究をしていました。

沖縄戦の後、トラウマをずっと抱えていてＰＴＳＤを発症していたんだけれども、我慢して周りに出さなくて、ある時期に表に出たという人も確かにいます。戦後十年、二十年を越えて、遅い場合は三十年、四十年を越えて発症することもあるということを症例から報告しています。

今、蟻塚医師は沖縄を離れて、福島県に活動の場を移されました。福島で被災者の長期経過を見ると言っておられます。

さて、阪神・淡路大震災後のデータです。

「こころのケアセンター」は、被災地外に設置された復興住宅で、協力を得られた住民に対して構造化面接(注)を行いました。厳密な診断面接です。住民の九・三％に診断基準を完全に満たすＰＴＳＤ（full PTSD）が見つかりました。ゆるい診断基準の partial PTSD は一四％でした。

時間が経ったから増えてきたのか、きちんとした調べ方をしたら有病率が上がったのか、おそらく見逃していた部分もあると思います。その証拠に full PTSD が八人みつかりましたが、そのうち六人は以前、「こころのケアセンター」が接触したことがあったのです。あったけど問題ないと見逃していたのです。

被災者は自分のしんどいことを何も悪気で隠すのではなくて、しんどいというともっと大きな被害を蒙った人に失礼だ、申し訳ないという気持ちで、「大丈夫です」と笑顔で言ってしまうことがあるのです。立派なことですが褒めていただけでは始まりません。自分を奮い立たせている人にもケアを供給することが必要です。

トラウマを蒙った人には高率でＰＴＳＤやうつ病が発生することはよく知られています。しかし、それだけではありません。

むしろ、トラウマが人の心にもたらす最悪のことは、トラウマ自身が人の心に孤立無援感をもたらすということなのです。なぜならトラウマは人の心に三つの不信感をもたらすからです。

一つは「世界に対する不信感」。トラウマを蒙った人は、世の中いつ何が起こるかわからない、ひどいことが起こるに違いないと捉えてしまいがちになります。

二つ目は「人間に対する不信感」。これだけ自分はしんどい思いをしているのに他人はわかってくれない、あるいは人間なんて所詮孤独な者だという考え方です。

三つ目は、「自分自身に対する不信感」です。こんなことにへこんでいる自分自身が情けないという考え方です。自分自身を責める気持ちが出てきます。

この三つがないまぜになって、人のつながり、互助的なネットや連帯の中から人間をはじき出します。被災者の一部はその三つの不信感を蒙って人間集団から「離断」されて孤立無援に落とし込められます。

身のまわりで孤立無援状態になっている人がいないか、いたなら「私はあなたのことを気にかけてますよ」というメッセージを送ることが大切です。

忘れないということ

人間は、いやなことは忘れたいものです。忘れた方が楽です。日本人は忘れることが上手です。戦後の復興、高度経済成長は忘れることが上手だからもたらされたとも言われます。一〇〇%悪いとはいいません。

私自身、神戸空襲の記念碑があることを震災ウォーキングに参加するまで知りませんでした。大阪、東京には先の戦争での大空襲の記念碑があります。実は、京都にも空襲記念碑があります。今日、どれだけの人がその存在について知っているでしょうか。

覚えているということは、そのことで亡くなった人のことを覚えているということで、それによって遺族の方は救われます。

もし世間の人が忘れてしまうなら、自分にとって大切な人が亡くなったこと、犠牲になったことが忘れ去られて犬死になったと思われてなりません。だからせめて自分たちだけでも覚えておかないと、と息ぐるしい形で辛い記憶に向き合わねばならなくなります。辛い記憶にこだわり続けてしまいます。

沖縄、広島、長崎、水俣。遺族は辛い記憶と世間の風化に抵抗して、辛い記憶にしがみつきがちです。そうならないためには、ずっと覚えておくことはできないにしても、たまにみんなで思い出す機会を作ることが大事です。忘れないということが大事です。

それは遺族の心のケアであると同時に、つらい体験を次に伝えることで次世代の災害の対策になるということです。

話は変わります。シンガポールはとても親日的な国です。マレーシアとシンガポールは

「LOOK　EAST」「LOOK　TOKYO」政策、つまり、東をみて東京から学べ、日本の真似をして工業化し発展していくんだ、ということを合言葉にして発展してきました。日本を持ち上げてくれます。日本人観光客にも親切にしてくれます。

しかし彼らは、戦争の時日本軍が何をしたかは忘れていません。シンガポールの戦争記念碑の写真です。国会議事堂の前に建っています。市民戦死者記念碑と言いますが、正式な名称は、「The Memorial to the Civilian Victims of the Japanese Occupation, the Civilian War Memorial」です。「日本占領時期死難人民記念碑」です。

昇っていくと大理石の石版があって、「the Japanese killed many, many people here」と書いてあります。

彼らは忘れていないです。日本軍がシンガポール人やマレーシア人をたくさん虐殺したということを。覚えているけれども日本と仲良くしてくれているのです。このことを忘れてはいけません。

日本と仲良くするだけで、日本軍が何をしたかを忘れてしまったらシンガポール人の遺族は浮かばれません。

同じことが災害でも言えます。遺族の心のケアであることだけでも重要ですが、つらい体験を次に伝えていくことで災害対策にもなります。

宮古市で「これより下に家を建てるな」の碑が有名になりました。これがあったから宮古市のこの地域では低いところに家屋がなく、津波でも死者が出なかったといわれています。実はこういう碑は、ほかにもたくさん建っています。調べたら三陸海岸だけで一〇〇基もあったと聞きます。しかし、そのほとんどは忘れられていました。

ここだけ忘れられずに伝えられていたということに私たちは学ばなければなりません。

亡くなった人を大切にするということは遺族を大切にすることであり、遺族の孤独感をやわらげるということです。世間が覚えてくれているという安心感の中にもう一度互助的なネットワークの中に呼び戻すことができます。

災害はゼロにはなりません。このマンガ（小泉吉宏「シッタカブッタ」）が言うように、「不安なままで安心なさいな」。これが真実です。

［パネルディスカッション］

被災者と喜びを分かち合えるために

出席者　及川　隆浩　さん（岩手県職員　宮古市在住）
三木　平　さん（前神戸市灘区職員）
平岡　民雄　さん（兵庫県神河町から宮城県山元町に派遣）
長沼　隆之　さん（神戸新聞社社会部）
コーディネーター・司会　千葉　茂　さん（いじめ　メンタルヘルス労働者支援センター）

司会　岩井先生から貴重なお話をうかがいました。阪神・淡路大震災におけるＰＴＳＤの問題は過去の問題ではありません。そのことをふまえて、東日本大震災を経験して私たちはどのような取り組みができるかが今後の課題となっています。
最初に、それぞれから震災の時に体験したことと現在の状況について報告していただきます。

家族の安否確認もできないまま市町村支援に

及川　岩手県の職員です。岩手県職員労働組合の副中央執行委員長をしています。十年前は自治労本部の役員をしていたこともあって兵庫県のみなさんとはいろいろと交流をさせてもらっています。

三月十一日は職場ではなく組合専従役員で書記長だったので、職場の実態というよりは岩手県の状況と仲間の実態を報告します。

今まで経験したことがない地震でした。これまで組合事務所がある県庁の一二階が（地震で）揺れるということはまずありませんでした。被害が大きいだろうということで、まず最初に現場に出ている者がいるかどうかを含めて組合員の安否確認をしました。私の出身は宮古市の南隣りの山田町です。幸いにも山側に住んでいるので津波の被害はないだろうという判断で、家族の心配をしないで組合員がどうなっているか情報をかき集めていました。自分の家族の安否を確認するのは一週間後になってしまいました。今でも反省しています。

その後、宮古市と大槌町、陸前高田市の庁舎が津波に襲われて身動きが取れないということをテレビで知りました。県の支援が必要となりますが、沿岸で働いている県職員は全体の三分の一もいませんので、支援は全県的にしなければなりません。支援のあり方、支援体制の確立について無理をさせないための交渉をしました。たまたま当日は人事異動が発表されました。実施したら混乱するだろうということで人事異動凍結の協議をしたのが一三日頃までの行動です。

組合員が被災したかどうかの確認に一週間かかりました。組合員家族の被災状況についてはまったく状況がつかめなくて二週間以上かかりました。沿岸地域で働いている組合員のなかには、家族の安否確認もできないまま市町村支援に参加した者もいました。

被害状況は別紙のようなものでした。

岩手県職員労働組合・組合員の被害状況

組合員死亡　一人
家族死亡　三六人（配偶者三、子一、親三二）
自家被害　一四四件（全壊二五、半壊一二、一部壊一〇七）
借家被害　一七件（全壊一一、半壊四、一部壊二）
財産喪失（自動車）　五四件
実家損失　五〇件（全壊）

〔主な職場の被害状況〕
・津波被害……水産技術センター（釜石：一階冠水）
大船渡職業能力開発センター（大船渡：全壊全損）
農業研究センター南部園芸研究室（陸前高田：全壊全損）

・地震被害……千厩地区合同庁舎（一関：古い庁舎が使用不可）

組合員の被害状況は、組合員死亡が一人です。教育委員会に派遣されていた学校事務職員です。生徒を避難させるための活動にあたっていて、学校に戻ったりしている中で被災したと言われています。今、岩手県教組のなかで原因究明の対策が取られています。

職場も被災しました。釜石市の水産技術センターは海岸沿いにある施設で一階が被災しました。釜石地域の波の高さは一〇メートル近かったのですが、湾内の構造から一階の被害に止まっています。

大船渡市にあった職業能力開発センターは完全に水に浸かりました。農業研究センター南部園芸研修室は広大な敷地ですがビニールハウスから建物もすべて被害に遭いました。

三月十一日以降、各市町村は被災者生活支援が避難所の開設と避難者をどう受け入れていくかに集中しました。陸前高田市と大槌町では庁舎が被害を受けて職員が亡くなっていたこともあって役所として避難所運営ができない状況にありました。多くの学校が避難所になったこともあり学校の先生も避難所支援を行いましたが、県がまさに被災者支援に集中したという実態です。ローテーションを組んで県職員全体で支援をするような対策は採れなかったので、四日、五日自宅に帰らずにほとんど不眠不休で避難所支援にあたったという職員が多数います。

甚大な被害に対する対策は複合的に行わなければなりません。当面、私はそのことに対応しました。今、多くの職員が（被災からの再建も含め）自らの生活を省みず業務（支援活動）に集中せざるを得なかったということは、改めて考えるとどうだったのかということも課題になっていて議論を始め、深めています。

震災から復興に向けたスタートラインに立ったというのが組合員の現状だと思います。

さらに新たな問題として上げられるのが、まさに今の職場の実態です。時間外労働が復興業務の中で増えています。岩手県は第一次産業でも漁業が盛んで、岩手で獲れた水産物はそのまま東京の市場に運ばれます。そこが止まるとまさに東京の市場の水産物の量も減ることになるので、まさに漁港災害復旧事業が最初の復興事業の中心になりました。そしてそれをバックアップする水産関係施設等の復旧が中心になったので水産関係職場は時間外労働が増えました。いまも非常に多いです。二十二時に帰れば早い方だと仲間が報告してくれました。

また、復興道路整備は目に見えるので事業として先に着手されました。そこの職場の時間外労働も増えています。担当者は深夜に及ぶ時間外労働になっています。

もう一つ特徴的なのは、土木関係職場の用地担当者は現行制度では解決できないものも多くあります。相続業務等、今までやったことがない対応も求められますので、どうしてもこれまでの基準では解決しないことが多いです。しかし国は基準を変えてくれないので、なかなか進まない現状があります。その中でどうするかということに戸惑って時間外が増大している現状になっています。

再生可能エネルギー等事業、震災雇用対策や、岩手県でも放射性物質除染対策などの課題に取り組まなければならない状況でしたが、通常業務にプラスされる形となり過重になっています。

職員数百七十六人の町に全国から九十九人が支援派遣

平岡 兵庫県神河町から宮城県山元町に去年（二〇一三年）の四月から派遣されています。最初に派遣されるに至った経過、その後に山元町の状況について話しをします。

私は、兵庫県内一二の町で構成されている町村会の取り組みとして派遣されています。いきさつは、毎年開かれている全国町村長会で山元町町長から要請がありました。宮城県の北部の被災地の様子はマスコミでもよく取り上げられ支援が多く入っているが、南部の山元町には充分な支援が届いていませんという訴えがありました。それを聞いた兵庫県の町村会長が兵庫県内の各町から山元町へ職員を派遣することを決定されたようです。

二〇一二年度から四町ずつ三年間派遣することが決まりました。順番については職員数が多いところからということでしょうか、平成の大合併の時に合併した町から先に派遣されました。来年度で一二町すべてから派遣されることになります。このような町村会単位のローテーションで派遣しているのは全国的にはあまり例がなく、山元町では是非この方式を進めてほしいと言っています。

私は、町当局から、職員を派遣することが町村会で決定されたと聞いて被災地支援に行こうと思いました。誰かが行かなければならないのであれば、私のおかれている状況は子どもも大きくなり、同居している親も元気で、地域の役職も回ってきていませんので行きやすいと考えました。誰も他に志願する職員がいなければ自分が行ってもよいと伝えました。

実際に手が上がったのは私の他に三人いたのですが、その方たちはまだ子供が小さかったり、役場での経験が浅かったり、行けても半年交代でということだったので、できれば行ってくれないかということでした。何より妻が背中を押してくれましたし、家族や仲間の理解があったので決心できました。

ちょうどその頃、宝塚市から岩手県大槌町に派遣されていた方が自ら命を断たれたという報道があり、被災地の仕事はそんなに過酷なものなのかと少し不安にも思いましたが、実際に行ってみないとわからないし、決まってからあれこれ考えても仕方がないと思って赴任しました。

山元町は、宮城県の太平洋に面した一番南に位置する小さな町です。福島県に隣接していて福島第一原発からは直線で七〇キロぐらいです。一部放射線の数値が高いところもあります。住民基本台帳上の人口は現在一万三〇〇〇人余り、世帯数は約四六〇〇です。震災前の二〇一一年二月には一万七〇〇〇人余りでしたが、少子高齢化が進み、震災の影響もあって三年間で三五〇〇人減っています。

震災での犠牲者は六三五人、家屋の被害は全壊から一部損壊までを含めて四四四〇棟です。うち半数の二二〇〇棟が全壊です。そのうちの約半分の一〇〇〇棟が津波で流出しています。町の四〇%が浸水して、津波が最も高かったところは一二メートルと言われています。

町の基幹産業は農業で、見渡す限り田園風景が広がっています。主な作物としては米、特産物としてイチゴ、リンゴ、それから漁業でのホッキ貝です。イチゴハウスが津波でほぼ全滅、ホッキ漁も大打撃を受けています。イチゴハウスはやっと新しく建ち並んで、昨年出荷が再開され、ホッキ漁も少しずつ再開されています。

住民と接することは役場に用があって来られた方と話す以外はほとんどありませんが、まちには田舎ののんびりしたいい雰囲気が残っているような気がします。たとえば、道路に穴が空いていて水溜りがあってもその状態が長く続きます。おそらく苦情を言う人もいないのだと思います。学校近くの狭い通学道路も、私の住む地域ならば通学時間帯は通行規制をすると思いますが、ここでは、朝は小学生と中学生、そして車が狭い道を譲り合いながら行き来しています。

役場は、現在プレハブの仮設庁舎です。元の庁舎は、津波の影響は受けていませんが、地震の激しい揺れで壁や柱に亀裂が入り、震災直後から使用禁止になっていました。しかし書類等は中にあったのでしょっちゅう出入りしていたそうで、余震が来るたびに外に逃げたと聞いています。二〇一三年二月に取り壊されました。

山元町の職員数は出先を含めて一七六人です。そこに全国から九九人が派遣されています。役場本庁内の地元プロパー職員は一三〇人くらい、派遣職員は全員本庁舎内に配属されていますから、本庁

山元町

津波で町内の約4割が浸水し、そのほぼ全域で建築を制限。復興事業と防災集団移転を組み合わせた、全国でも例の少ないコンパクトシティー計画に取り組む。新たに建設する3カ所の市街地に、約500戸の災害公営住宅を建設するなどして、22集落を集約。インフラ投資・維持補修の効率化や商業施設誘致を目指している。

130戸のイチゴ農家の約9割が被災したが、ビニールハウス36棟を再建し名産の「仙台いちご」の栽培を再開、2014年11月には震災前の9割に回復する予定だ。

ただ、内陸移設するJR常磐線の運転再開は隣の亘理町より4年遅い17年春ごろの見込みで、仙台へ向かう鉄道は途切れたまま。人口流出が止まらず、震災前の約1万6000人から実質約1万人へと3割ほど減った。

コンパクトシティーを巡っても、新市街地以外への移住を希望する住民の声を聞かないとして昨年12月、町議会で斎藤俊夫町長の問責決議が全会一致で可決され、摩擦が生じている。

町の予算は震災前の10倍以上に膨らんだが、応援を含めて職員は2倍に満たず、人手不足も悩みだ。

舎内にいる職員の四割以上が派遣職員ということになります。プレハブ庁舎なので、夏は非常に暑くて、冬は寒いです。仮設ということで、例えば更衣室や休憩室、弁当を食べる食堂のような仕事以外で使用できる部屋はまったくありません。女子職員の休憩室だけでも作ってあげるべきだと個人的には思います。

山元町には、職員組合は組織としてはあるようですが、活動はありません。そのせいかどうかわかりませんが、雰囲気としてトップダウンが徹底され、上司の業務命令に忠実に従わなければならないという意識が感じられます。

震災で殉職された職員が四人います。沿岸部の住民に避難を呼び掛けに広報車で出かけた職員が津波に呑み込まれました。震災直後は役場の中も大変混乱していて亡くなった職員の家族にもそのことをなかなか伝えられなかったそうです。亡くなった職員の親の中には息子が亡くなっていることをわからずに役場職員のために、また自分の息子の口に少しでも入ればと思って炊き出しをしておにぎりを役場に運んできた方もいたと聞きました。

司会　山元町は三月十四日、神戸市消防局が最初に支援に駆けつけたところです。到着すると責任者は「皆さんに休んでもらうために駆けつけました。何でも申し付けて下さい」と挨拶したといいます。被災地の消防士たちの心情を理解している対応です。

また、被災地の人たちにとっては神戸、兵庫という車輌やプレート、制服を見ただけで自分たちの気持ちがわかってくれる人が来たと受け止めて安心できたということです。

行政がこんな惨めな組織なのかと実感

司会　東日本大震災では阪神・淡路大震災の経験がどれくらい活かされているのかなという思いがあります。

阪神・淡路大震災の時、自治体職員として頑張って、東日本大震災ではボランティア活動もしている三木さんから報告をしていただきます。

三木　二年前の三月、私は大船渡の仮設住宅にいかなごを持っていって配った経験をしました。来週にまた訪れます。

十九年前に実際に経験したことを報告します。

一九九五年一月十七日は連休明けの火曜日でした。自宅は西区の学園都市にあります。五時四十六分、すごい揺れを感じました。しかし、コップが割れたというようなことはありましたが他に被害はほとんどなかったと思います。

朝七時三十分に電車が動かないのはすぐわかりましたから。自家用車で勤務地の灘区に向かいました。ひよどり台の料金所には通常勤務の職員がいて、料金を払いました。ところが料金所（峠に位置している）を出ると長田区の風景が眼下に出てきます。煙が上がっているのを見てこれはただ事ではないと思いながら、車を走らせました。途中の道はずたずたになっていましたが、何とかして灘区役所に行きます。

通用口から入りますとそこには近所の住民の方がたくさんいました。泣き崩れていた人もいました。挨拶をして、私の事務室は二階にありましたので上がろうとしますが、当時、階段の横にロッカーを積んでいたのでそれが倒れてふさがれていて簡単に上がれなかったことを覚えています。当時、職場には二〇〇人以上の職員が在籍していたと思いますが、八時頃で出勤していたのは一〇人いなかったと思います。

初日何をしていたか。それほどしんどい思いも感じていませんでしたし、何をしたかはっきりとは覚えていないです。隣が消防署でしたが、住民がこの方がどこどこで亡くなっていると名前と住所だけ、あるいは名前だけ書いたメモ用紙を役所へ持ってこられました。私はメモを持って消防署に駆けつけて、この人の救援あるいは遺体を搬送してくださいと受付簿に書いて依頼することしかできませんでした。消防署も対応する署員はその時間帯は一人しかいませんでしたので右往左往するだけです。メモが増えてもなにもできませんという返事が返ってきます。そういうことを一日やっていた記憶があります。

一日目の終わり頃から、けが人を病院へ移送したり、遺体を安置所に搬送する仕事ができます。けが人を搬送するわけですが、「電気も水も通っていないから受けられない」、

「ベッドがいっぱい。他を」と断られたりしました。ようやくたどり着いた病院に入るや否や息を引き取られた方もいました。最初に安置所になったのは区役所の会議室です。すべての学校やお寺が安置所になりました。遺体を搬送しました。定かではありませんがおよそ五〇体以上搬送したのではと思います。遺体搬送の仕事はあまりにもむごいものでした。その仕事には六人一組で二組一二人が従事しましたが、翌日には何人かが辞退したのを覚えています。

私たちは持ち込まれてきた板で棺桶を作って運びました。一番多かったのは体育館です。松陰高校の体育館に、ものすごい数が搬送されていました。

灘区は、火災ではなくて家屋の倒壊による圧死がほとんどでしたから死体は黒か紫色に変色しています。そういう日が何日か続きました。

その次の仕事は避難所支援です。本来災害があった時は、この部署は何々をする部署ですとマニュアルで決まっていました。例えば私の課でいうなら、昭和四十二年に神戸は水害がありました。私の課は被害状況調査班でしたがそのまま変わっていませんでした。ですから震災の時に自分の課は何をするかは一応頭にはありました。被害状況調査は後でやることですけども、そのようにはなりませんでした。マニュアルはあってなきがごとしでした。

避難所に物資を運ぶ仕事をしました。黒いビニール袋にパンを入れて運びました。おそ

震災日記

三木　平

「お父さん地震よ！」。横に寝ている妻が私を起こす。すごい地震だ。娘も部屋から飛んできた。ガラスのタンブラーやコップ類が見事に割れている。停電、懐中電灯はどこや！…。だが、幸いにも西区の私の家にはほとんど被害がない。

７時３０分に家を出る。カーラジオは神戸で大きな地震がおきたことを伝えている。「死者がでているようだ。数か所で日の手があがっている」と。

《１月２１日～３１日》

物資搬送。区内７０数か所に膨れ上がった避難所に食料を搬送する。一巡するのに約３時間は要する。朝８時に始まり１２時に１回目が終わる。１５分ほど休憩をとって午後の搬送。その後、全国からの支援物資が搬入される。渋滞で予定時刻には到着しない。それまで待機。仮眠していると「到着」の声がする。１０トン級のトラックから一列に並んで降ろしていく。その間避難所に入れずテントの生活を余儀なくされている被災者から「食料を持ってきてくれ」と怒りを露にした苦情がくる。私達もタジタジだ。

《２月１日～５日》

炊き出しの受け入れ。ありがたいことだ。全国から炊き出しのボランティアの電話が入る。避難所に受け入れの確認を求め、了解を得てからボランティア電話で確認作業。神戸への道順をとわれるがなかなか説明がつかない。本来走るべき道は今はない。焦るばかりで仕事が進まない。１件の申し出に何時間を要したことか。

《２月６日～》

り災証明の交付。１日に３千人を超える人が公園に長い列ができる。初日は、その整

離だが風景は一変してしまっている。余りにも見晴らしが良すぎる。住民はどこへいってしまったのだろうか？この暑い暑い夏にもかかわらず、更地には雑草だけが何も知らずに蘇っていた。

＜ 今思うこと ＞

住まいに関しては本当に無力感を感じる。８月２０日には避難所の閉鎖が指導され、待機所への移動を要請するという。仮設住宅は数合わせでは決して解決されないことが

らく小学校、中学校は三〇〇〇人ぐらい避難していましたが、一人が担げるくらいのビニール袋にパンを入れて持っていくわけです。透明な袋なら途中で見られて、パンをよこせという人が出てくるのではないかという思いで持っていったのではなかったか。情けないですが事実です。

罹災証明をどこで発行するか。庁舎が半壊ですので隣りの都賀川公園にテントを張って仕事をしていました。

私は特別窓口（苦情係）にいましたので、隣の人は全壊の認定なのに自分の家は半壊になっている、これはどういうことだというようなことで怒鳴られました。仕方ない話です。なぜかというと、全壊か、一部破損か半壊かの判定は、わずか一週間の間に市職員がしました。建築関係の部署や固定資産税担当者などがわずか十日間くらいで判定して、証明書を発行するということをしていました。おそらく間違いも起きていたと思います。かなりの無理なことをしたと思っています。その時に、今でも思い出しますが、マスコミが来て我々職員めがけてテレビカメラを回すのです。つらかったです。その時にマスコミに対する苛立ちはすごかったのを覚えています。何を写したいのかなと思いました。

十日間ぐらいは家に帰れませんでした。十日目ぐらいに帰っていくと、自宅に知らない人が十数人いました。妻の同僚（別の区）の職員がお風呂に入りに来ていました。知らない人たちですが、被害がなかったから受け入れることができました。

避難所は、小学校や中学校が指定されていました。三〇〇〇人とか二〇〇〇〇人とか、相当の数の人が押し寄せてくるわけですから避難所に入れない方がいました。そうすると自分の近くの空き地、あるいは公共用地にテントを張ってそこで生活するしかないわけです。そしてそこを避難所として認めて下さいという訴えがあります。避難所は指定されないと物資が運ばれません。認められて初めて行政は物資を運びます。私は平職員なので判断できませんので、課長を五、六世帯いた現場に連れて行って、ここの人たちはこういうことを言っているので避難所として認めろといったこともありました。

行政は組織がしっかりとしているはずと思いながら、こんな惨めな組織なのかなということも実感しました。

司会　シンポジウムを開催するにあたって、神戸市職員はどれくらいの被害を受けているのか探してみました。ほとんど資料がありません。職員が無理をしながら大変な思いを隠して頑張っていたということなんだろうと思いました。

惨事ストレスを考える勉強会の一カ月後に東日本大震災

司会　次に神戸新聞社の長沼さんから報告をお願いします。阪神・淡路大震災を経験し、また東日本大震災の被災地には個人的に出かけているということですので、二つの震災を通して見えてくるような問題について話しをしていただければと思います。

長沼　神戸新聞の記者で、震災と防災報道の担当デスクをしています。

阪神・淡路大震災の時は、入社五年目で二十七歳でした。当時は文化部に所属していました。西宮の実家が全壊し、タンスと本棚の下敷きになりました。一時間ほどそのまま動けなかったのですが、弟に助け出され、その日から西宮と芦屋の被災地を主に取材していました。

当時は心のケアとか惨事ストレスという言葉は一般的ではなく、阪神・淡路大震災を経て、心の問題がクローズアップされてきたと思います。

私たちは、阪神・淡路で経験した反省と教訓を込めて震災報道を続けてきたつもりです。三年前に東日本大震災が発生した時、神戸や兵庫県の取り組みが活かされ、試される時が来たと思いました。

私は東日本大震災が起きた時、労働組合の委員長（専従）で職場から離れていました。三月十一日は春闘の交渉中で、会議室で団交に向けた議論をしている時に神戸でも大きな揺れがありました。船酔いするような長い揺れだったと記憶しています。これは春闘どころではないと直感的に思い、まず友好紙である宮城県の『河北新報』の労働組合に電話したのですが繋がりませんでした。『岩手日報』の労働組合も繋がらない状況でした。私たちの十九年前もそうだったので、大変な状況なのだろうなと思いました。そこで、慌てずに何ができるかを考えました。

私たちは阪神・淡路大震災で、全国の仲間から物心両面の支援を受けました。当時を知る先輩から、「3・11」の当日から、早く現地に行って支援をしろと助言をもらいました。ただ、いきなり押しかけても迷惑だと思ったので、「やりたいことより、できること」は何かと考え、取り組みました。

東日本大震災の前には、働く者の「心のケア」について、新聞労働者の間でもそれほど大きく取り上げられていたとは思えません。

私は、奇しくも東日本大震災の約一カ月前の二〇一一年二月七日に東京の新聞労連で初めて開かれたジャーナリストの惨事ストレスを考える勉強会に参加しました。専門家の方から、ジャーナリスト、あるいは消防士や警察官、自衛隊員らは直接被災者ではなくても被害の現場を見たり、体験したりすることで強く感じるストレスのことを「惨事ストレス」ということを学びました。その時に指名されて阪神・淡路大震災の経験を話したのですが、私としても、いい勉強会に参加させてもらったなと思っていたら、約一カ月後に東日本大震災が起きました。

二月は、実践に向けてこれからこの勉強会を深めていきましょうということでした。それからわずか一カ月後に真価が試されることになったと改めて感じました。

神戸新聞の記者も東日本大震災の一週間余り後には被災地に取材に入っています。その時に私は労働組合委員長の立場で、彼らに一枚のコピーを渡しました。それは二月の勉強会でもらった「災害取材にあたる時の心得　気を付けること」と書かれたビラです。内容的にはシンプルで「少しでも休養を取ってください。仲間と声を掛け合ってください。少し落ち着いたら、仲間や上司と話しあってください」といくつか箇条書きになったものです。その後、神戸新聞は臨時支局を仙台に置くことになり、アパートを借りて立ち上げますが、そこにコピーを送って貼っておいてください、何かあった時は見るようにしてくださいとアドバイスしました。そのようなことは些細なことかもしれませんが、阪神・淡路大震災の当時は無防備だったのですが、少しでも役に立てればという思いで、私なりに取り組みました。

被災地の新聞社の労働組合から、災害に遭った時には労働者や労働組合はどのように会社と交渉すればいいのか、労働条件について話し合えばいいのかという相談の電話もたくさん受けました。阪神・淡路大震災の当時の私たちの組合の活動記録が冊子として残っていましたので、東日本大震災で被災した新聞社の労働組合に送りました。河北新報の労組からは、郵便では間に合わないので、すぐファクスをして欲しいといわれ、六〇枚ほどファクスをした記憶があります。

もう一つ忘れてはならないのが新聞販売店の方々です。津波で多くの家がのみ込まれてしまいました。新聞販売店も従業員が亡くなったりしています。被災地を訪れた際、配達で使う自転車や車が流されてしまったという話を岩手日報の仲間から聞きました。そこで全国の仲間にカンパを呼びかけて電動アシスト自転車を十数台購入し、岩手と宮城に持っていきました。岩手県の沿岸はリアス式海岸で坂道が多く、上り下りしなければいけません。普通の自転車だとしんどく、車で配達している人が多かったようですので、電動アシスト自転車を届けることにしたのです。

現地にお邪魔してみると、阪神・淡路大震災とは災害のタイプがまったく違うことに気づかされました。阪神・淡路の場合は住宅の倒壊による圧死がほとんどでしたが、東日本大震災では、津波で家ごと、集落ごと流されていました。そういう意味では、心に与える影響もおのずと違う部分があると思います。一点共通しているなと思ったのは、新聞労働者あるいは記者としては被災者に寄り添って取材する、話を聞くということに関してはどの被災地でも同じだと強く感じました。

司会　私は、阪神・淡路大震災の時は神戸市中央区の避難所にボランティアに入りました。一月末だったと思いますが、避難所に四〜五人の「心のボランティア」が来ました。

避難所の高齢者の方を中心に一対一で四十分ぐらいずつ話をするのだそうです。終わった後に話を聞くことができました。最初はみな「私はいいです」といいますが、最後には「ありがとう」と感謝されたといいます。この頃から被災者に対する心のケアが取り上げられるようになりました。体調不良になった人たちに対しては、岩井先生たちの活動がありました。

三月に来た時には、ボランティア活動を切り上げますと区役所に報告に行ったら「帰った後に体調を崩すことがあります。このようなことに気を付けて下さい」ということが書いてあったチラシをもらった記憶があります。その頃から惨事ストレスに対する対策が具体的に始まったということだと思います。

増える業務に「とにかく休みたい」

司会　次に、パネラーの方から「心のケア」にテーマを移して報告していただきたいと思います。

及川　（自分自身も）当時はなるべく夜は寝るようにしました。休んでいなかったのでどのようにして息を抜くか悩みました。少なくても週に一度は何もしない日を作ろうと思ったのですが、結局できなかったので組合事務所でボーッとしているとか、そういうことを意識しました。

当時、県職労本部の役割として情報収集や、ボランティアや各種団体の支援者の受け入れがありましたので情報整理に集中していました。情報提供で電話が鳴りっぱなしでした。先ほどの人事異動を凍結して欲しいとか、職員の体調管理を含めて体制づくりをして欲しいという交渉をしても、お互いにきつい言葉の言い合いで、なかなか帰着点にたどり着きません。当局が判断しきれなかったというのもあって結論が出せませんでした。

そういった状況もありまして、私個人の体調もボーッとする中で、イライラだけが募ったというのが現状としてありました。一カ月くらいして、対処策を組合の中でも考えなければならないと思いました。自分自身としても反省して、なるべく休むようにはしました。県庁の中でも自衛隊や消防署、警察との調整もあったので、職員は日中ずっと働きずくめの状態でした。四日や五日を越えるとボーッとなってきて、最初ボーッとなっているうちはいいのですが、段々にお互いを責めあってしまうという状況が多くなり、その状況をどうわかり合うかということにはならないことがありました。

被災自治体の市町村、特に自治労からボランティアに入っていただいた宮古市、兵庫のみなさんには山田町（宮古市）に入っていただいたのですが、その際にどう休むかということにこだわっていかないと難しいということがありました。休みが一日あるのとないのとでは全然違います。対応するにも住民が言っていることをメモれないということもあったので、とにかく休む体制を作ろうということを意識しました。しかしなかなか行政側からの支援が入るまでは難しかったです。私たちにとって（自治労の）ボランティアは助かりました。

なるべく休息をとるということが一つの課題なんだろうと今は実感しています。

もう一つは孤立感です。気になっているのは、都道府県から大勢の派遣の支援をいただいています。任期付職員の方も、都道府県を辞めて岩手県に来ている方もいます。都道府県からの支援の派遣はまとめてくるので、それなりに生活形態を含めてグループができるのですが、できなかったケースでの孤立化対策は今問題視していかなければならないなと実感しています。

福岡県を辞めて任期付で採用された方は辞めたいと言って、職場の説得もうまくいっていません。その方は宮古市から一五キロ離れた仮設に住んでいるのですが、地域との交流がないし、職場との交流もなかなか出来なくて、職場の仲間と結びつく取り組みもできない、とれないということもあって、職場の中でも課題として持っていました。結局、充分な交流ができずに辞めてしまうということがありました。

そういったところを今後どうしていくのかが課題になっています。今は人数がそれなりに来ていますが、自治体として支援の派遣人数を縮小した時に、仲間とどう結び付くのかが課題としてあるのかなと思います。

職場実態について報告します。

現在の職場は宮古の地域振興センターで出納関係の仕事をしています。業務が増えていることを実感する職場です。行政の業務は最終的には支払いが必要となります。支払い手続きの件数が三倍ぐらいに増えています。予算も三倍ぐらいになっています。復興に向けて業務量が増大していることを実感します。

職場実態の中では、事実上の予算執行が震災前の二・五倍から三倍を執行しなければなりません。職員数は二〇一一年度三九四九人、現在は三九二〇人（常勤再任用を含む）と任期付職員を除いた従来の職員数は増えていません。都道府県支援者が増えたことで業務量の増加部分を処理しています。

その結果時間外が増えています。全体で業務遂行しているうちはいいのですが、内在的に、精神的問題を抱えている実例が出始めています。県としてメンタルヘルスの問題にも取り組み、セルフチェックの取り組みなどもしています。その結果としてうつ状態が減っているという数字もかすかに出ています。しかし実際に職場の段階で仲間と討論した時には、「実は病院に行って薬を飲んでいます」、「三日間だけ休みたいと思っています」、「一

○　組織体制

・知事部局の職員数は、1998年の5,151人から2011年には3,949人に、23%減少。

・現在は、任期付職員及び他県等応援職員も加わり4,282人。その内訳は表のとおり。従来の正職員数は3,920人（常勤再任用を含む）で、職場における欠員は継続。

・他県等応援職員は、31都道府県、五政令市からの支援（2013・10・1現在）で、大阪府25人、長野県18人、東京都14人、静岡県11人、北海道10人等の派遣。

・その配置部局は、県土整備部70人、農林水産部53人、環境生活部11人、保健福祉部10人等で技術系職員が多数。

・派遣地域は、本庁59人、大船渡管内34人、宮古管内28人、釜石管内16人、久慈管内6人と沿岸地域に84人が配置。

■知事部局職員数の内訳

		2011		2012		2013		2014	
職員数・比率		人数	比率	人数	比率	人数	比率	人数	比率
		3,949	100.0	4,151	100.0	4,288	100.0	4,449	100.0
任期付職員		0	0.0	88	2.1	209	4.9	323	7.3
他県等応援職員		0	0.0	139	3.3	159	3.7	164	3.7
再任用職員		57		60		67		77	
	常勤	12	0.3	36	0.9	44	1.0	60	1.3
	短時間	45		24		23		17	
上記以外の職員		3,937	99.7	3,888	93.7	3,876	90.4	3,902	87.7

※職員数には短時間再任用職員は含まず。各年4月1日現在

週間休みたいと思っています」という話が出ます。

久慈市のように瓦礫の処理も早く終わって復興のスピード感を求められている地域も出始めています。ですから数字で出た結果と、実際に各支部での仲間との討論している話の実態とで違っていることを掘り下げていく作業が必要だと感じ始めています。

被災地に焦りが出てきている

平岡　山元町役場での経験と現在の職場の状況について話しをします。未曾有の災害に遭遇した地元職員が聞いたら「それは違う」と言われるかもしれません。しかし私が一年間に感じた正直な思いです。

私は産業振興課に配属されています。去年（二〇一三年）四月に配属された時点では、現地プロパー職員一二名、派遣職員八名、臨時職員一名でした。実は前年度は三名の休職者が出ていました。すべてが「心の病」あるいはそれに起因する体調不良です。昨年四月段階では全員復帰していましたが、また次々と休職に入り、二カ月休んでまた出てきてというようなことが繰り返されています。三名に加えてもう一名休職者が出て、一番多い時で四名の休職者がいました。異常な事態だなと思います。

あくまで個人的な思いですが、職員に震災の復興から早く立ち直らなければいけないという焦りがあるのかもしれません。特に課長は、業務の進行管理と成果に非常に厳しいです。常に、「報告しろ」、「相談しろ」、「連絡しろ」、「やり直し」という言葉を日常的に言われます。知識が豊富で非常に雄弁です。職員に仕事をさせるという意味では優秀な管理職だとは思います。しかし、その指示を受ける部下の中には、受け止め切れなかったり、うまく切り替えができなかったりする人もいます。日に日に元気がなくなっていく職員をみていても私はその人たちに対してどうすることもできませんでした。地元の職員も大変な業務の中、自分の仕事をこなすのが精いっぱいで、なかなかその人をケアするということができていません。

課長は、休んだ人が悪いというのではなくて、心の病は誰でも起こることだが休むと他の人に迷惑がかかる、特に支援に来てもらっている派遣の人には大変な負担を強いることになるので、体調管理は自分自身でしっかり行ってくれと言います。

私は、農業委員会の許認可関係、そして農地の集積を担当していますが、震災の影響で農地転用の申請案件は確かに増えていますが、通常業務、復旧業務、復興業務に分けると通常業務になります。また、これまで現地の職員の手が回らなくてできなかったことを任されています。直接的には復旧復興業務に携わっているわけではありませんが、こういった業務を私が担う分、現地の職員が震災からの復興業務に専念してもらえると思っています。

しかし、許認可関係の業務は過去に経験がありましたのでなんとかこなしていますが、その他の業務は地域の実情や地理的なことなどを含めてなかなかわからないことばかりでした。何をどう進めたらいいか、何から手を付けたらいいかわからないこともありました。一年近く経ってやっとやらなければならないことが見えかけてきたといった状況です。

同じ職場に派遣されている仲間から聞いた意見

兵庫から一緒に派遣されている仲間は、ひとつの職場に立場の違う職員、つまりプロパーと派遣職員、派遣の中にも宮城県の職員、他県の職員、県内近隣の市町村職員、県外の市町村職員、そして任期付職員や再任用職員がいる中で、待遇の違いがあり、隠れた妬みのような感情があるような気がする、と言っています。例えば災害派遣手当や帰庁報告の旅費、単身赴任手当が支給されたりされなかったりとかがあるということです。

また、得意分野に配属されても、業務の進め方が地元と違う部分が往々にしてありま す。「こんなやり方をするのか」、「あんたら足引っ張りに来ているのか」と言われたり、地元のやり方に対していろいろ言われるのだったら、臨時の人に来てもらって仕事をしてもらった方が頼んだことを素直にやってもらえる」というようなことを言われて、仕事をする意欲が減退したとかいうことも言われています。

別の人は、「復興・復旧工事が進んでいて大変忙しくなっています。特に心を病んでいる人はいませんが、プロパー職員については、未曾有の大災害、イレギュラーな業務を三年間こなしてきて、みんな自信をもって仕事をこなしてきています。その分、少しダメなところがある人や、弱い人には目を向けられない、許せなくなっているのかなとも思いました」といわれています。そのようなことが私の課にもあるのかなと思います。

山元町のメンタルヘルスの取り組みとしては、昨年、全職員を対象に、カウンセラーに講師を依頼して研修会を実施しています。身体や頭をリラックスさせる自己催眠の手法を教えてもらいました。また、ペーパーによるストレスチェックが二回ありました。体や心の状態について色々な問いがあって、それをチェックして点数化していき、総務課に提出するというものでした。

また、職員間の親睦を深める取り組みとして、派遣職員を対象に山元ランチ試食会という昼食会がありました。町の栄養士を中心に食生活改善推進員が山元町の特産物を使った弁当を作ってくださり、合わせて派遣職員はひとり生活などで食生活から健康を害することがあるということで簡単な料理教室や健康教室などをしてもらいました。一回五〇〇円の参加料で三回実施していただきました。非常においしかったですし、楽しかったです。

全職員を対象に夏に一回懇親会がありました。今月もう一回懇親会があります。

私個人が元気づけられたのは、自分の地元の仲間からの励ましです。私の場合、職場の同期生や親しくしている先輩・後輩、これまでは話をしなかった人からもメールをもらい大変ありがたいと思っています。

「無理したらあかんで」、「できないことはできないと言いなよ」とか声かけてもらい、職場でいやなことがあっても一人ではないということが実感できました。神河町（兵庫県）の人事担当からも定期的に状況確認の電話をもらいました。このように周りのケアや家族の支え、もちろん現地の職員との交流もあって、一年間私の場合は元気に過ごせたのかなと思います。

司会　震災発生から二年五カ月後の二〇一三年八月までの三県の自治体職員の一カ月以上の長期休職者数についてです。

二〇一〇年度一七七人に対して、一一年度二八六人、一二年度二五四人、一三年度は八月末まで一四七人におよんでいます（延べ人数）。県別では宮城県が四六一人、福島県が一八〇人、岩手県が四六人。市町村別（同）では、仙台市が二〇七人で最も多く、次いで福島県いわき市が一〇一人、宮城県石巻市が九〇人です。いわき市では一三年度の五カ月で二〇人が休職しており、一〇年度の二三人に近い人数になっています。

そのような中で、早期退職者も出ているのが実態です。

一週間に一日の休みを勝手に強行

三木　阪神・淡路大震災当時、神戸市職員は二万人弱でした。亡くなったのが一六人だと記憶しています。家族はかなりの数が亡くなっています。なぜ少ないのかという話もあります。神戸市の場合、須磨区、垂水区、西区、北区は被災地の中心ではなかったので死亡者が少ないのです。市職員の居住地の多くはこの四区に集中しています。

神戸市で、家族を含めて被災した職員数は全職員の四一・九％にのぼります。しかし職員の出勤率は十八日六割、十九日七割、二十一日約八割、二十五日約九割だったといいます。驚くべき出勤率です。しかも泊まり込みで休日なしの連続出勤です。

その中で、同じ職場の仲間で一人、最近までトラウマで休職を続けている人がいます。休職と復職を繰り返しています。その間、何度か人事異動をしています。子供を亡くされていて当時ずっと出勤できなかったのです。

管理職の方も残念ながら、出勤できなかった人が目立ちました。隣の席の仲間は突発性難聴炎で入院しました。後から診断されたら頚肩腕症候群ですと言われた職員もいます。

直接的、間接的であれ一時的であれ、具体的症状が出た人がいたのは覚えています。

四月が人事異動でしたが、発生から三カ月の段階で今までにない人数が人事異動希望を出していました。また別の仲間もこんなしんどいところはいやだと管理職に申し入れて異動しました。このような思いの仲間が多くいたことを後から知りました。

私は組合支部の役員をしていましたので組合員からいろいろな苦情や何とかしてくれという話を毎日のように聞きました。非常事態にあって通常通りの労働条件を要求するわけではないですけども、実際に休暇はとれませんでした。何とか交渉してみんな一週間に一日ぐらいは休めということで勝手に強行しました。そういうことをやらない限り、自分の健康を守れないという気持ちになっていました。後で、私のところだけそれがわかって、解放区だと咎められたのを覚えています。

そういう経験からも今後の健康問題はあるのではないかと思います。

「人を救うのは人しかいない」

長沼　取材先で感じたことを話します。

二〇一二年末、宝塚市から岩手県大槌町に派遣されていた職員が亡くなったというニュースを聞いて強い衝撃を受けました。その職員は、私が幼いころからよく知っていた男性だったことを知り、さらに衝撃を受けました。

今日配られた資料の中に「復興を支えて」という新聞記事があります。ちょうど一年前の神戸新聞の朝刊一面に連載した記事で、私がデスクを担当しました。彼へのレクイエムもこめて、現場に記者を派遣し、できるだけ当時の状況に迫ろうと、そして、彼だけでなくて全国各地から派遣された職員の労働現場の実態に少しでも迫り、彼がどういう状況で仕事をしていたのか、あるいは被災地の復興の現状がどうなのかということを考えてみたいと企画しました。

東日本大震災の当時、労働組合の役員として被災地の支援活動をしたり、取材者として岩手、宮城、福島を歩いたりして感じたのは、赤十字の標語ではないですが「人を救うのは人しかいない」ということです。被災地の職員、被災者のみなさんが復興に向けて奮闘されていますが、復興を支援するために各地から派遣されている職員たちをどう支えていくかも併せて考えていかなければならない重要な問題です。

「復興を支えて」の連載にも学識者の話を紹介しています。取材の過程で聞いたのは、応援に行く人はすごくやる気を持って臨まれる。しかし、現地に行くと復興がなかなか進まない状況を目の当たりにし、被災者の生活がなかなか改善されない姿を目にします。住民から苦情を受けたり、地元の職員には言えないけれども、応援職員には不満や要望をぶつけると聞いたことがあります。同郷の職員でない分、「言いやすい」ということもあるのでしょうが、受け止める側にとっては、それが精神的には負担でもあるわけです。

応援職員の皆さんが、では今日は飲みに行くぞ、休みには羽を伸ばすぞということができるか。宝塚市の彼が住んでいた仮設住宅にも行ってみました。大槌町から車で四十分ぐらいのところです。仮設住宅以外は何もないところでした。羽を伸ばせるかというと難しいでしょう。赤提灯に行く気分にもなりません。片道四十分の道中は津波で被災した惨状を目の当たりにしながらの運転です。

今回の事態を受けて、政府も宝塚市も対策を考えているようですが、復興を応援している人がいないと被災地は復興できませんし、応援している人をどう支えていくかということを考えていかなければ、被災地の未来はあり得ないと強く思っています。

司会　「岩手日報」は、二〇一三年十一月十二日から十二月三日まで、県内八〇地点で二十歳以上七十九歳以下の一二〇〇人を選挙人名簿から無作為に抽出して、県政課題など一七項目について郵送によるアンケート調査をしました。

「震災から県内の復興はどの程度進んだと感じるか」の質問に「一〇%以下」七・八%、「一〇～二〇%」二四・二%、「二〇～三〇%」三三・二%、「三〇%～四〇%」一三・〇%でした。三〇%に満たないと感じている人が六割を越えています。沿岸住民に限ると七五・二%にも上ります。被災地は復興の実感が乏しいことが浮き彫りになりました。

その中で復興事業を担っているのが地元の自治体労働者と全国の自治体からの支援の派遣職員です。そして全国からの支援者です。まだまだ支援が必要です。

自分と仲間を思いやる気持ちを持ち続ける

司会　それぞれの方から、これまでの話をふまえてもう少し具体的な話を聞けたらと思います。

安全衛生管理と人的体制の充実が不可欠

司会　岩手県としてはメンタルヘルスケアの取り組みについてはどのような状況だったでしょうか。大槌町で派遣の職員が自殺に至ってしまったということについてはどのような議論があったのでしょうか。また、今後の課題などについてはどう捉えているでしょうか。

及川　岩手県として職員のメンタルヘルスケアの取り組みは発災直後から、

・長時間労働の点検と疲労蓄積が認められる職員への保健指導
・巡回メンタル健康相談の実施
・健康診断時のメンタルヘルス・セルフケア支援の実施
・精神科嘱託医による所属長訪問及び個別指導
・メンタルヘルス研修会及び研修会後のメンタルヘルス相談

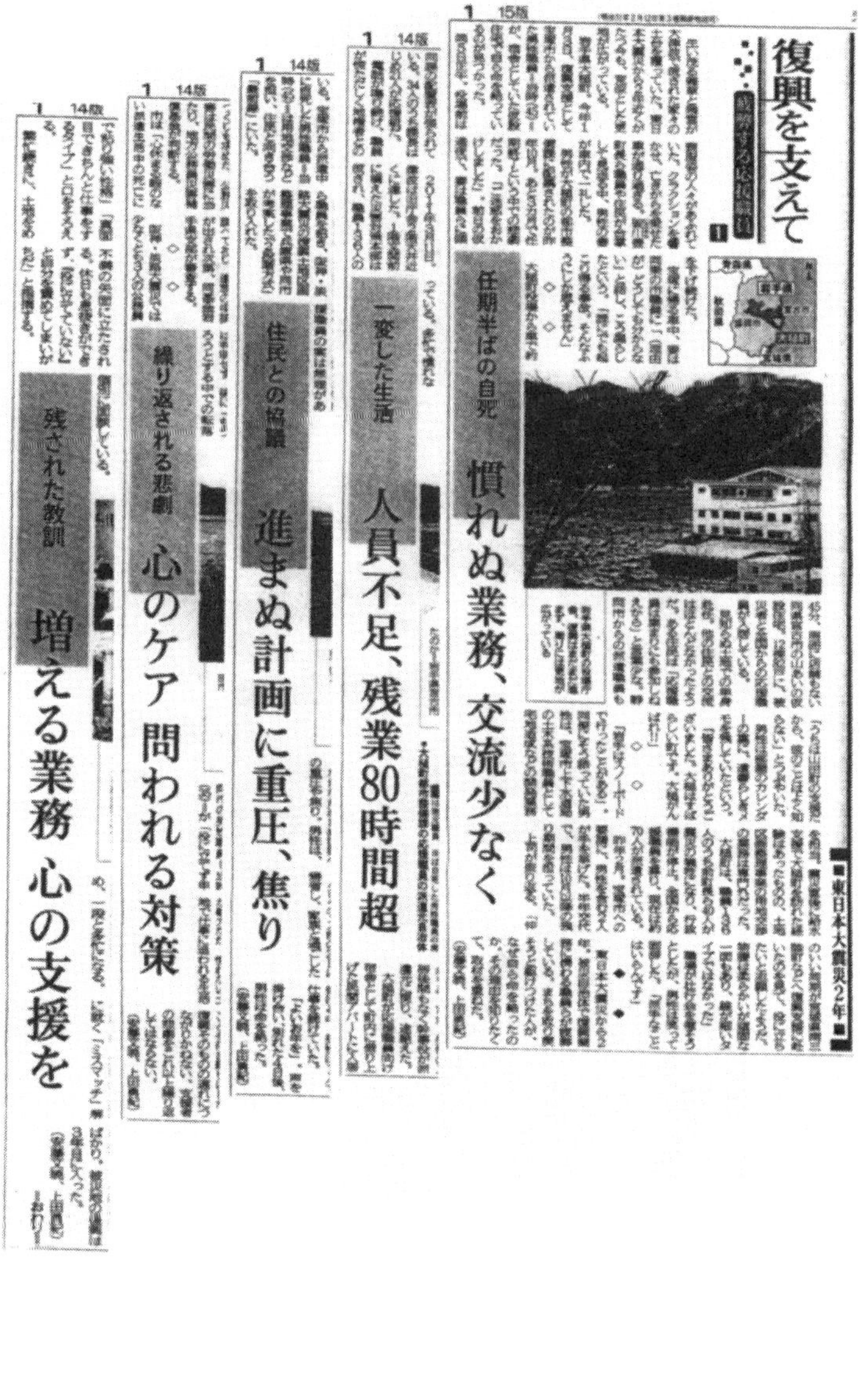
■東日本大震災2年■
復興を支えて
疲弊する応援職員 1
任期半ばの自死
慣れぬ業務、交流少なく
一変した生活
人員不足、残業80時間超
住民との軋轢
進まぬ計画に重圧、焦り
繰り返される悲劇
心のケア 問われる対策
残された教訓
増える業務 心の支援を

以上の取り組みを県当局と組合との協議の中で早期に進めてきました。これらに加え、現在は他県等からの応援職員を対象としたメンタルヘルス研修会や職場毎ではありますが、任期付職員を対象としたメンタルヘルス研修が行われています。

発災直後はあまりにも膨大な業務量の中で、管理者が積極的に職場の仲間の心身の状態を気遣い、体調の良くない仲間への配慮がとられていましたが、最近は復興に向けた目標管理が職場における重点課題となり、安全衛生管理が二の次になっています。そのような職場の雰囲気は互いの体調への気遣いを希薄にし、結果、内在的に精神に問題を抱える職員の実態を見逃すことにつながっています。組合側からも交流の中からケアする方法をとる必要がありますが、安全衛生の課題から管理者がきちんとそのことに対処することが土台になければ、さらに放置されることになるでしょう。

大槌町で派遣職員が亡くなった際も職場でその事実から自らの職場を点検する、自らの状態を付き合わせるところまでは十分に出来ていません。それ以前には盛岡市から被災地へ派遣されていた職員が自殺したということがありましたが、その時にも職場においては次の課題と捉えられていた感があります。もしかすると職員それぞれが復興業務に忙殺され「自分のことを何とかして欲しい」という思いが強く、それらの事実に向き合えないのかもしれませんが、一方で「次は自分かも」と考えた率直な思いをつなげる場所を組合がいつでも提供し、対処していくしかないと思います。

そういう意味で今後の対策として必要不可欠なものは、自分を思いやり、仲間を思いやる気持ちを持ち続ける、そのための取り組みを県職労がきちんと継続していくことだと思います。人の生活再建のために人が犠牲になることこそ悲しいものはありません。そのことを基本に、常に仲間との交流を意識することが組合として必要です。それを中心に安全衛生の観点からも誰もが休める組織体制、適正な業務進行管理のための管理職の意識醸成が図られなければなりません。時間外管理を徹底するための対策が並行して採られることも重要ですし、最大の課題は人的体制の確立です。プロパーは増えていませんから、そこに県当局の姿勢が見えないようでは復興は絵に書いた餅としか言えません。

自治体の職員に元気がないと町も元気になれない

司会　岩井先生は、失敗を繰り返さないための「苦いカルテ」の話をされました。被災した自治体はゆとりがない中で頑張っています。平岡さんが一年近く山元町で支援活動をしていた中で感じたこと、ここをこうしたらいいのではないかというような点があったら教えて下さい。また全国の応援の職員を派遣している自治体にこうした方がいいのではというような点があったら教えてトさい。

平岡　山元町の町長は、震災前と今を比較すると町の予算は一〇倍になったが、職員の数は、全国の支援を受けながらも一・六倍。予算に対してマンパワーは圧倒的に足らない、と言われています。確かに震災からの復興にはまだまだ時間はかかりますし、小さな自治体で大きな被害があったところは、職員の数も足りないと思います。

一方、全国どこの自治体も人員削減が進み、被災地に職員を派遣する余裕がないことも事実かと思います。山元町では、ほぼすべての部署に派遣職員が配置されていますが、ある部署では毎日残業、休日出勤までしている派遣職員もいれば、ある部署では時期にもよりますが、もっとがんばれるのになあと感じている派遣職員がいたりします。多種多様の業務があり、全体のバランスの中で部署ごとの業務量を均一化することは困難ですが、全国から集まった自治体職員の力を効果よく活用してもらいたいと思いますし、一定の部署の職員に業務が集中しないような配慮も必要と思います。

また、派遣期間は、やはり復興を加速させるには、最低一年、一年でもやっと業務や職場に慣れた頃で終わってしまいますので、二年、三年と継続したほうがよいとは思います。

そして何より、自治体の職員に元気がないとその町も元気にはなれません。派遣職員も地元の職員も複雑で膨大な業務やいろんなプレッシャーに押しつぶされないために、職場の同僚が仲間意識をもって、まず悩みや愚痴などなんでも気軽に言える雰囲気を職場で作ってほしいと思います。

〈声をかけて踏ん張っている職員や被災者を元気づける〉

司会　阪神・淡路大震災からの復興にもかなりの時間が必要でした。三木さんは、業務が一段落したと思ったのはいつ頃でしたか。その経験を踏まえて東日本大震災の被災地の自治体職員だけでなく被災者にたいして伝えたいことがありましたらお願いします。

今は退職されていますので、個人的に岩手県に支援に行ったということですが、行こうと思ったのはやはり阪神・淡路大震災の経験があったからですか。被災地を訪れて感じたことを教えて下さい。

三木　震災直後の被災時の業務はおよそ三カ月だと思います。そのあと本来業務ですが、それも普段の業務にかえれということではありませんでした。年金課でしたから保険料はこの間免除を適用する旨の通達が出るわけですが、その申請の受付と処理にくたく、ただったと思います。

このたび、岩手県大船渡市の職員と少しばかりの交流がありましたが、まず被災地へ出かけていき、声をかけることがそこで踏ん張っている職員そして被災者の方がたを元気づけることに間違いなく繋がっているという実感です。被災者のうち特に仮説住宅での生活を余儀なくされておられる方には「ひとりにならないで」と。そのためには健康対策、心のケアを支える態勢とソフト面での支援が一層大切ではないかと思います。

〈地震から助かった命を関連死などで失ってはいけない〉

司会　神戸新聞は阪神・淡路大震災の経験がちゃんと活かされています。神戸新聞労組は、おそらく東日本大震災への対応に際して惨事ストレスを意識して対策をとった唯一の労働組合、もしかしたら組織・団体だと思われます。

長沼さんが被災地に向かう記者に渡したビラ等の反応について教えて下さい。

神戸新聞は阪神・淡路大震災のその後を市民目線でこだわっています。そして東日本大震災の被災地を応援し続けていることも伝わってきます。被災地へのメッセージをお願いします。

長沼　東日本大震災の被災地を取材した記者らで体調が悪くなったという報告は受けていませんが、渡したビラは臨時支局に貼られるなど共有されていたようです。震災直後、宮城県東松島市で、自衛隊員が遺体を土葬する様子を取材したカメラマンが「涙が止まらず、つらい取材だった」と帰社後、聞かせてくれました。そのカメラマンは東北（青森県）の出身ということもあり、想像を絶する光景を目にしたことによるショックは大きかったと思います。つらい体験を自分の中に閉じ込めず、話をすることで心を落ち着かせることも心がけていました。

また、被災地の新聞労働者にも震災後、心的外傷後ストレス障害（ＰＴＳＤ）の症状がみられる人が現れ、各組合は組合員にアンケートをとったり、会社に対し、健康診断や休暇の確保、心のケア対策をとるよう求めたりしていました。

東日本大震災から三年が過ぎ、被災地は風化への懸念を訴えています。それは阪神・淡路でも同じでした。今後も「3・11」を忘れないために、被災地に記者を派遣し、復興を見守り、支援する記事を書き続けていく必要性を感じています。そして、地震で死んではいけない。地震から助かった命をその後の関連死などで失ってはいけない。災害から「命を守る」ために、私たちは、将来起こるかもしれない巨大地震や津波への備えを怠らないよう、読者とともに考え、行動し続けていかなければならない、と思っています。

〈玉突き状態で次第に災害の影響が広がっていく〉

岩井　皆さんから具体的な体験を聞かせていただいて感じたことを二点だけ。

まず一点は、既に講演の中でも述べましたが、生真面目で仕事に対する使命感が強い人の方が大きなストレスを蒙りがちだということです。阪神・淡路大震災の後、当時の「こころのケアセンター」が行った、神戸市消防職員一三〇〇人全員について面接調査の結果からわれわれが得た結論です。消防隊は五人一チームでポンプ車を動かします。その隊長を小隊長といいますが、小隊長の中でその後ストレス症状が長く残ったのは、消防士の職務に使命感を強く持っている方、および部下思いの方だったのです。部下思いの人の方が、部下が負傷したときのショックが大きいです。また、人命救助、消火消防が天職と思っている人の方が、消火活動がうまくいかなかったときや、突入救助したら被災者がすでに亡くなっていた、等というときに受けるショックが大きいのです。心が弱いからストレス症状が残るのではありません。その逆もあるという認識をみんなが共有できたら、お互いがお互いにもっともっとやさしくなれるのかなと思います。あるいは自分自身がそういう症状を抱えたときに、早めに専門家に行くことができるのかなと思います。

もう一点は、災害から時間が経つなかで、〝玉突き効果〟が起きてくるということです。被災者は地震、津波から直接のトラウマを受けますが、それだけではなくて、津波災害のせいで都市機能が失われて、行き場所がなくなって、日常生活のストレスも加わって……等々というふうに、玉突き状態で次第に災害の影響が広がっていくのです。原因と結果の関連があいまいになってきます。災害時の被災状況が過酷だった人かどうか、という認識をちょっと脇において、被災地全体でメンタルヘルスの低下が蔓延してきているというような、広い、ゆるい捉え方をしてもらうのが肝要かなと思います。時間がたてば経つほど因果関係がはっきりしなくなります。したがって被災者援助策も、特別な施策を新たに行うということだけではなく、従来からの保健福祉政策を拡充して対応するという視点も大事だと思います。

司会　被災地で支援活動を続けている「隠れた被災者」といわれる人たちの姿が少しはクローズアップされたのではないかと思います。今日の話が全国的に共有されたらいいなと思います。

来年度も、全国から被災地への派遣職員は二〇〇〇人近く予定されています。米年度四月から派遣を必要としていないのは仙台市だけです。

この後も被災地でがんばる二人に拍手で激励したいと思います。そして五人のパネラーに感謝の拍手をお願いします。

これでシンポジウムを終わります。

震災と心のケアを考えるシンポジウム
参加者アンケート集約

☆基調講演「復興期の心のケア　阪神・淡路の経験から」について

・今日は軽くさらっとの講演だったと思いますが、また機会がありましたら講演をお聞きしたいと思います。（五十代男性）

・本人が悩んでいるからと、そっとしておくのではなくオープンに話すことも有効、についてはためになりました。（六十代男性）

・「忘れない」のが大事、伝え残すのも大事と講演で聞けてよかったです。（四十代男

性）

・大変聞きやすくよかったです。もっと時間をとってもらって話をききたかったです。（五十代男性）

・復興期の心のケアという話でしたが、職場のメンタル対策にも繋がる内容で、労働組合の役員として良い話を聞くことが出来ました。職員のメンタルケアに役立てたいと思います。（四十代男性）

・震災と労働について考えさせられた。（四十代男性）

・まじめな人の方が心のケアがより必要というのは意外な感じだが、そう言われればそうだ。孤立しないこと、させないことが大切と知った。（五十代男性）

・具体的なケアの内容が聞きたいという声もあるでしょうが、こういった一般の人向けの会では今日の様に心構えだけでも知ってもらうと言う意味で良かったと思います。重い話題でもある分軽快な語り口が良かったと思います。（二十代男性）

・今後の取り組みに活かして行きたいと思います。（三十代男性）

・非常に重いテーマにもかかわらずとても楽しいお話の流れで興味深く聞き入り、あっという間に終わってしまいました。まじめで頑張り屋の人間は自分の疲れにも気付かず、弱音もはかず、結果的に自分の疲れさえ否定してしまう悪循環を引き起こすことに気付かせて頂きました。ありがとうございました。（六十代女性）

・阪神・淡路の教訓というところでの「苦いカルテ」という話にすこし安心した。神戸ではやはり教職員の心のケアは後になってしまったなぁと思う。もっと早くこういう問題がはっきりしていれば過労死とか防げたのではと思う。子どもたちでは心のケアが言われ、実際に必要でもあったが、スクールカウンセラー設置というより、もっと教職員をふやしてゆとりをもって取り組めたらと思ってしまった。（六十代女性）
・無理せず、「休む」ことの重要性は分かるが、即に出来ないことである。語り継ぐ（六十代男性）
・震災から二十年を迎える来年、具体的には何をしていくのか、心のケアの具体例をもっと知りたいと思いました。（四十代女性）
・興味深い内容がたくさんあったが、「時間の都合」でどんどん削除されたのが大変残念。（五十代女性）
・各地に地震や津波の事を話している石碑が残っていると話されていた。（六十代男性）

☆　パネルデッスカッションについて

・いろいろな体験をお聞きしてよかったと思います。（五十代男性）
・東北と阪神の比較できて良かった。（四十代男性）

・東日本への派遣労働者の方の厳しい状況がよくわかりました。何とか派遣されている方が元気で働けるように条件を整えてほしいと思います。（六十代女性）
・震災復興業務にかかわる人の実情、メンタルヘルスになる状況などについてはよくわかったが、それに対する心のケア、組合としてどのように対応していくのか、をもう少し議論してもらいたかった。（四十代男性）
・復興、体験談いろいろ聞けてよかった。（四十代男性）
・今回のテーマがテーマだけに非常時、災害時の話題が中心になりましたが、こういった場合、通常時、日頃からの労働者の心のケア体制がどうなっているかということが大事になってくるのではないかということが気になりました。平時に不十分なものが非常時に十分になることはまずありえないと思います。逆に平時に定着しているケア体制を被災地に持っていくと言う考え方もあるかと思います。（二十代男性）
・東北の状況なども含めて、大変参考になりました。（三十代男性）
・東日本でよりメンタルヘルスの問題は大きくなって鮮明になっている気がした。阪神大震災より厳しいのでは、何よりも人が減らされているのが大きい。また、復興のスピードが要求されすぎているのでは、と考えさせられた。（六十代女性）
・山元町の市町村派遣についての仕事のやり方や労働条件の違いなどやはり雇用体系が多様化していることが問題か？（六十代男性）

・市の職員の方の災害時の過重労働を改めて認識しました。（四十代女性）
・個々人の具体的な体験が語られ参考になった。災害時に働く人々、復興を支える人々に対する支援が必要なのだということを学べた。宝塚の職員の方が自死された事など初めて知った。（五十代女性）
・神河町職員で被災地（宮城県山元町）に勤務してその状況を話されたのがよかった。心のケアが必要である。（六十代男性）

☆　**その他、ご意見やご要望、ご感想**

・阪神・淡路大震災、東北大震災ともに忘れ去られようとしている。こうしたシンポジウム集会がもっと大きなものとなって多くの人々に聞いていただきたいと思った。（五十代男性）
・全体的に話題が多岐に渡り、濃い内容だったのですが、その分時間が足りないことが残念に感じられました。（二十代男性）
・これからも宜しくお願いいたします。（三〇代男性）
・私の生まれた年に震災が起こりました。学生がもっとこういう話を聞いて考えていくべきだと感じました。（二十代女性）
・時間経過の元でストレスが多いかも（六十代男性）

・私の周囲の人々は東日本大震災以降、原発と放射能のことばかりを取り上げて声高に叫んでいる。今日も大阪で反原発の集会とデモが企画されていたのだが、こちらの催しに参加してみてよかった。「3・11」から学ばなければならないことは、原発と放射能だけではない。もっとずっと広く多くのことがあるのだと知った。
（五十代女性）

☆**講演者への質問**

・「忘れない」「語り伝える」ことの大きさはよくわかりましたが、具体的にはどのようなことが行われているのか？　忘却の一途なのか、具体的に実態が知りたいと思いました。

☆**意見**

・大変分かりやすい講演有難うございました。時間があれば延長してお話を聞きたかったです。

・阪神淡路大震災から二十年を迎える来年にむけ「忘れない」為に何をどう語りかければよいのか知りたくて参加しました。心のケアの具体例をもっと知りたいと思いました。

第三部

惨事ストレスとは

千葉《ちば》　茂《しげる》

『惨事ストレスをどう受けとめるか』
『惨事ストレスをどう受けとめるか』編集委員会
全国のみなさんに感謝
体調不良は、災害という
「異常な事態への正常な反応」です。

「全国の」左側に「♥心から」、右側に「＆世界中の」、「感謝」の下に「ありがとう」と加筆
宮城県石巻市・門脇小学校の隣の空き地
(12.3.11)

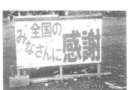

体調不良は、災害という「異常な事態への正常な反応」

千葉　茂（いじめ　メンタルヘルス労働者支援センター）

はじめに

日本では一九九五年一月十七日に発生した阪神・淡路大震災直後から「心のケア」の必要性が言われ始めました。

二〇一一年三月十一日に発生した東日本大震災で、あらためて問題の深刻さと取り組みの重要性が確認されています。被災者の「心のケア」についてはマスコミ等でしばしば取り上げられます。しかし救援者についてはは多くありません。そして残念ながらまだまだ地域的、職種的に限定されて捉えられているのが現状です。

もともと「心のケア」の対策は軍隊から開始されました。その教訓が災害などの救援活動に従事する消防士、悲惨な事件に対応する警察官、そして被災者の生活支援に係る自治体職員やボランティアなどに活かされています。

そのことを踏まえ、まず軍隊における「戦争神経症」を紹介し、つぎに「惨事ストレス」対策が比較的進んでいる消防、警察の取り組みを紹介し、続けて自治体労働者、教職員等の課題を探ってみます。

東日本大震災の体験をまとめたものも出始めています。そのなかから取り組みの成果、教訓を紹介をしていますが、引用に当たっては実感を受けとめてもらうために長文でもそのまま引用することにします。

軍隊の惨事ストレス

戦争が作り出す「戦争神経症」

〈「戦争神経症」の発見〉

異常な事態に遭遇して発生したストレスによって精神的、肉体的反応・変調をきたすということが〝発見〟されたのは、一六六六年のロンドン大火だといわれています。消火が終了した後にも市民は光景を悪夢に見たり，今また炎に巻かれているかのような恐怖を体験したりしたという記述が残されています。

外傷体験によって心身に異常が発生するという認識と組織的対策が最初にとられたのは軍隊においてです。演習や戦闘におけるストレスは「コンバット・ストレス」と呼ばれました。

アメリカの南北戦争（一八六一〜一八六五年）では、帰還兵や市民に体調不調が発見されたという報告書があります。症状への対処はアルコールと阿片です。

その後に問題が取り上げられたのは第一次世界大戦です。イギリス軍兵士八万人が発症したといわれています。計見一雄著『戦争する脳』（平凡社新書）から紹介します。

第一次世界大戦の塹壕戦で、イギリス軍兵士に「シェル（砲弾）・ショック（shell shock）」と呼ばれる症状が表れました。一杯に開いた目、強烈な震え、恐怖に満ちた顔つき、全身の皮膚は青ざめて冷たい、耳が聞こえなくなったり、口が利けず、目が見えなくなったり、四肢が麻痺してしまうなどの症状があらわれます。

当初は塹壕付近での砲弾の爆発による衝撃や毒物が脳に影響を与えたと考えられていましたが、軍医による研究の結果、ストレス反応の一種であるとわかります。その後も、戦闘経験による身体の麻痺、震え、悪夢の頻発、性欲減退といった症状が見出され、「戦争神経症（war neurosis）」と名付けられました。

軍医は「戦争神経症」に関する治療方法として四つの原則を主張しました。
一　プロクシミティー（proximity）　接近性。患者に接近していることと、障害が発生した場所に接近している、可能な限り前線に近いこと。基地の病院より前線近くの病院に収容。
二　イミディアシー（immediacy）　直ちに。戦闘によるブレーク・ダウンが起きたらなるべく早く。
三　期待（expectancy）　励ますこと。「病気ではないから、疲れを取ればすぐに原隊に復帰できる」と言ってあげること。期待は「回復して仲間のところへ戻れる、それができる」という本人と救助する側両方励ます。
四　シンプル（simplicity）　休息を取らせ、熱いシャワーを浴びさせる。一息入れさせてから温かい食事を取らせ、そして眠らせることを最優先する。
これらを組織の中に組み込んで行うということです。

これらは、現在でも軍隊や消防、警察などで取り入れられています。

〈最大のストレスは自己破壊〉

戦争神経症の研究は、第一次世界大戦の犠牲者を調査して一九四一年に発表されたエイブラム・カーディナー著『戦争ストレスと神経症』から始まります。外傷神経症のほとんど唯一の古典で、PTSD概念構築作業となりました。そして一九四七年に第一次大戦の症例に第二次世界大戦の経験と症例とを加えて第二版が出版（みすず書房刊）されました。

長いですが引用します。

「戦争のもたらすストレスは、これを三分して（一）生理学的、（二）社会的、（三）情動的ストレスとすればどうだろうか。

最大のストレスは全面的あるいは部分的自己破壊という現実の危険である。他のすべてのストレスを圧する重大なストレスがこれであり、ストレス反応の大部分はこれを中心としている。他のストレスはすべて修飾因子である。（中略）

実は社会的組織とは個人の破壊に対する最大の防衛であり、穏やかな形での生存継続の最大の保証である。社会的組織によって協力が得られることからこそ個人は外的世界を飼い馴らし、友好的とし、人間の要求に奉仕するものにして、そこからシステマティックに利益を得て、生存の可能性を高められるのである。以上の平和時の保証が戦時にはことごとく中断する。（中略）

生理学的条件とは、主に食事、睡眠、休息、リラクセーション、活動の変化と、衛生状態のことである。（中略）温かくない食事は兵士の楽しみを奪い、不快感をつのらせ、）れられているという感じを強め、兵士の戦闘能力と気分を低下させる。
食事に非常に近い因子は疲労である。平和時の習慣は一切無視されてしまう。睡眠はとれる時にとるようになる。睡眠の機会があっても、警戒心をゆるめてよいという保証はない。兵士が耐えなければならないことでいちばん消耗を強いられるのが普段の警戒心であろう。（中略）
リラックスする機会はめったに訪れてこないが、もしあっても兵士の置かれた状況がもたらす筋肉と感情の硬ばりを軽くしてくれない。リラクセーション技法のなかでとりわけ大切なのは色々違う活動をすることであるが、後方勤務でもなければ、そもそもありえない。
兵士の生活の社会的側面は本来的に複雑である。まず、チームの一員にならなければならないが、なれる能力には大きな上下幅がある。しかも、個々の兵士が所属チームに自分をつなぐきずなは現下の状況をしのぎとおす上で何よりも重要である。よいチームというものにはそれぞれ特有の士気力がある。それは戦争目的のための士気力ではなく、もっぱら相互援助のための士気力である。（中略）
軍隊に入って新しく生まれたきずながいかに良くても、兵士と家族や故郷とのきずなには替えられない。家族や故郷とのきずなを保っていると苦難に耐える力が格段に大きくなる。だから家庭や故郷にいる人たちが無関心であったり、不貞を働いたり、国家に忠誠を誓わなくなったり、どうでもよいという態度であるのがわかると、兵士の耐久力が低下する。

郷愁は兵士の士気崩壊の主役になることがある。郷愁に近いものに孤独感があり、これに罹りやすい兵士は少なくない。ピンナップ・ガール（女性のポスター）は郷愁、孤独感、性的隔離からの幻想的逃避の凝縮である」

これらの症状は、戦闘における兵士だけでなく、災害などの異常事態に遭遇したときにはだれにでも生じるものであると捉えることが可能です。戦闘と災害の違いは、戦闘では兵士は常に自己抹殺の現実の脅威にさらされています。

災害や事故によって日常を破壊されたことによるストレスの解消には「社会的組織とは個人の破壊に対する最大の防衛であり、穏やかな形での生存継続の最大の保証である」が不可欠です。リラクセーションは機会がなくても気分転換のために工夫が必要です。

「ストレス因子に対する防衛の最たるものは訓練である。訓練は兵士の身を守るように計算されたものである。教わる新しい適用法とは、攻撃兵器と防衛兵器の使用法の要領であり、戦車、野砲、航空機、潜水艦、戦艦のような複雑な兵器を操作する共同作業に必要なチームワークである。このチームこそ、軍隊の真の単位である。いったんチーム全員の安全が全員の能力と緻密な共同行動の如何によるものだということが自覚されれば、高度の責任感、全員の一心同体感が生まれ、平和時の社会的バリヤーを急速に打破して共通の忠誠心が生まれるようになる。社会階級が大きくかけ離れた者同士でも献身的なチームメイトになる。強力な心のきずなをつくる力は距離が遠くなれば生命力を失う。ただのシンボルになるにつれて色あせる。この時はシンボルの意義を大いに強調して補強しなければならない」

訓練とチームワークの大切さは、阪神・淡路大震災での消防における教訓としても報告されています。

〈個人としての兵士は敵を殺すことを拒否する〉

「戦争神経症」の研究は、第二次世界大戦終了まで各国で続けられました。

しかし冷戦時代になると問題が隠されるようになります。

本格的研究は、第二次世界大戦における兵士以外の犠牲者の調査から始まります。

一九八〇年代に入るとベトナム戦争からの帰還兵のストレス障害が社会問題になりました。アメリカでは「PTSD」の診断名が登場します。

米国陸軍に勤務し、陸軍士官学校教授などを歴任した心理学・軍事社会学専攻のデーヴ・グロスマンの『戦争における「人殺し」の心理学』（筑摩書房）が出版されました。

「ベトナムで何が起きたのか。四〇万から一五〇万ともいわれるベトナム帰還兵が、悲劇的な戦争のすえにＰＴＳＤ（心的外傷後ストレス障害）に苦しんでいるのはなぜなのか。いったい、アメリカは兵士になにをしてしまったのか」

「何百年も前から、個人としての兵士は敵を殺すことを拒否してきた。そのせいで自分の生命に危険が及ぶとわかっていてもである。これはなぜだろうか。そしてまた、これがあらゆる時代に見られる現象であるとすれば、そこにははっきり気付いた人間がなぜひとりもいなかったのであろうか」

と問います。

『戦争における「人殺し」の心理学』は、第二次世界大戦中に太平洋戦域の米国陸軍所属の歴史学者Ｓ・Ｌ・Ａ・マーシャルの著書『発砲しない兵士たち』を引用しています。マーシャルの調査では、第二次世界大戦中、平均的な兵士たちは敵との遭遇戦に際して、火戦に並ぶ兵士一〇〇人のうち、平均して一五人から二〇人しか「自分の武器を使っていなかった」のです。しかもその割合は、「戦闘が一日中続こうが、二日、三日と続こうが」常に一定だったといいます。

グロスマンが書いています。

「リチャード・ゲイブリエルはこう述べている。『今世紀に入ってからアメリカ兵が戦ってきた戦争では、精神的戦闘犠牲者になる確率、つまり軍隊生活のストレスが原因で一定期間心身の衰退経験する確率は、敵の銃火によって殺される確率よりつねに高かった』。第二次大戦中、精神的な理由で4F（軍務不適格）と分類された男性は八〇万人に昇る。こうしてあらかじめ精神的・情緒的に戦闘に不適な者を除外しようとしたにもかかわらず、アメリカの軍隊は精神的虚脱のためにさらに五〇万四〇〇〇人の兵士を失っている。なんと五〇個師団が作れるほどの数だ。第二次大戦中のアメリカ軍では、精神的戦闘犠牲者として除隊される者の数が補充される新兵の数より多かった時期もあるほどなのである」

「イスラエルの軍事心理学者ベン・シャリットは、戦闘を経験した直後のイスラエル軍兵士を対象に、なにがいちばん恐ろしかったかを質問した。予想していたのは、『死ぬこと』あるいは『負傷して戦場を離れること』という答えだった。ところが驚いたことに、身体的な苦痛や死への恐怖はさほどではなくて、『ほかの人間を死なせること』という答えの比重が高かったのである。」

ごく普通の人間は、なにを犠牲にしても人を殺すのだけは避けようとします。

「マーシャルはこう書いている。『平穏な防衛地区に移されると心底ほっとしたのをよく憶えている。（中略）ここなら安全だからというより、これでしばらくは人を殺さなくてすむと思うと、じつにありがたい気持ちになるのだ』。マーシャルの表現を借りれば、第一次大戦の兵士の哲学は『見逃してやれ、こんどやっつけよう』だった。」

マーシャルの報告は、アメリカでは評価されず、公表されることはありませんでした。しかしその事実に対する対策は進められ、〈プログラミング〉とか〈条件づけ〉という「反射的な早打ちの訓練」などが行われるようになります。ベトナム戦争での発砲率は九〇%から九五%に昇ったといいます。

その結果、四〇万から一五〇万ともいわれるベトナム帰還兵がＰＴＳＤ（心的外傷後ストレス障害）に苦しみ、自殺者が出ています。米軍が米兵を殺害しているのです。

〈何時から傷つかない労働者をふやすための対策になったのか〉

宮地尚子著『傷を愛せるか』（大月書店　二〇一〇年刊）はこのような方向性に似ている現在のメンタルヘルスケア対策に警鐘を鳴らしています。

「学会では米国の専門家による招待講演もあり、イラク戦争に参加した米兵のＰＴＳＤ研究の紹介がされていた。講演を聞きながらわたしは、『トラウマ研究は何時から、戦っても傷つかない人間をふやすための学問になったのだろう』と思った。潤沢な予算がＰＴＳＤの予防や治療の研究につぎ込まれることと、平然と戦地へ兵士を送り出すことは、米国では矛盾しない。米兵のＰＴＳＤの有無や危険因子は調査され、発症予防や周期回復のための対策は練られるが、派兵をやめようという提案にはならない。イラクの人たちのＰＴＳＤについては調査どころか、言及さえない。そのことに違和感をもつ人はいないのだろうかと周囲を見回すが、みんな熱心に講演に聞き入っている。孤立感を覚える。
メンタルヘルスケア対策は何時から、過重労働やいじめに遭っても傷つかない労働者をふやすための対策になったのだろう」。

〈仲間の兵士からの支えが自分の正気を確かめあう共鳴板〉

「第二次大戦の際には、帰国する兵士は仲間といっしょに何日も兵員輸送船で過ごすことが多かった。戦士たちは仲間どうしで感情を追体験し、失った仲間を悼み、自分の恐怖について話し合い、なによりもまず、仲間の兵士から支えを得ることができた。それが、自分の正気を確かめあう共鳴板になったのである。故国に帰り着けば、市民の感謝のしるしであるパレードなどの催しで歓迎された。（中略）
このような儀式にあずかれなかった兵士は、情緒的に障害を受けやすい。罪悪感を一掃できない、つまりおまえのしたことは正しいと安心させてもらえないと、感情の内向が起きる。ベトナム戦争から戻った兵士たちは、この種の怠慢の犠牲者だった。（中略）勤務期間を終えた兵士たちは、飛行機でたちまち『世間に復帰』させられた。（中略）
ベトナム以後、さまざまな帰還軍がこの重大な訓練を取り入れている。フォークランドから戻るとき、イギリス軍は兵士を空輸することもできたはずだが、海軍の船で南大西洋を横断して帰国させることにした。長く、やるせない、しかし治療効果のある航海を選んだのである。

同様に、国際的に非難を浴びた一九八二年のレバノン侵攻からの撤退の際、イスラエル軍もこの冷却期間の必要性に配慮している。（中略）この問題を正しく認識し、また心理的なガス抜きの必要性を認識していたイスラエルは、かれらの〈ベトナム〉に参加した者の精神の健康のために、おそらくこれ以上はないと思われる健全な手段をとった。シャリットによると、撤退するイスラエル兵士たちは部隊ごとに会合に集められ、何カ月ぶりかで心からくつろぐ機会が与えられた。そして『軍の行動や計画の失敗から、仲間たちの無意味な死や、完全に失敗したという挫折感まで、あらゆる問題について自分の感情、疑問、疑惑、批判を吐き出す』という長いプロセスをくぐり抜けたのである。

また、グレナダ、パナマ、イラクに配置されたアメリカ軍は、完全に部隊単位で戦場を後にした。戦闘地帯を離れたあとも部隊を崩さなかったおかげで、本国の根拠地における詳細な（そして心理学的に重要な）作戦後のデブリーフィングや反省会が可能になったのである。」

デブリーフィング

デブリーフィング（debriefing　緊張を和らげること）は、本来は軍隊用語で「報告を聞く」という意味です。それが救援者に対する〈心のケア〉においては、急性期（体験後

二、三日～数週間）に組織的活動として、専門的知識を持っているスタッフの主導で、記憶を封印しないで自分の気持ちを正直に吐露して感情を表現することでストレスを和らげることをいうようになりました。スタッフは、感情の整理を手伝います。

しかし最近、デブリーフィングは効果がないというより、むしろ弊害があるという意見が主流を占めています。

ただ、〈心のケア〉の対策のなかでは、事故・災害の直後またはできるだけ早い時機にお互いの自由な会話を通してストレスを解消・発散するための手法であるデフュージングや、同じ体験をした者同士の一般的な話し合いを含めて呼んでいることが見受けられます。

一緒に行動した者たちがそこで感じたことを出し合い、思いを共有することは〝心を軽く〟します。〝口に出す〟だけでもそうなります。そして〝チーム〟の存在を確認させ、事態を前向きに捉えさせる必要があります。自分の感情を表出できる〝仲間〟の存在が一番のストレス解消になります。

急性期の支援は、専門家の介入ではなく、被支援者に対して日常の取戻し、生活維持の保証、安心の支援の方が有効だと言われます。

傾聴が大切

阪神淡路大震災の二週間後から、精神科医師らは避難所に入って精神科救護活動を開始しました。その時に精神科医を統括した神戸大学病院の安克昌医師は体験を『産経新聞』に連載し、後に『心の傷を癒すということ』（角川文庫）のタイトルで本にしました。

「私はただ傾聴するほかないと思う。（中略）私は、ひたすら彼女の話を邪魔をせずに、批判や注釈を加えずに聞いた。

一般に、心の傷になることはすぐには語らない。誰しも自分の心の傷を、無神経な人にいじくられたくはない。心の傷にまつわる話題は、安全な環境で安全な相手にだけ、少しずつ語られるのである。

被災者の心のケアを行うさいには、この『安全な環境』『安全な相手』『時間をかけること』がとても大切だ」

デビット・ロアは著書『災害と心のケア』（アスク・ヒューマンケア刊）のなかで、災害にあった後、多くの人は不安感によりさまざまな心身の不調を体験しますが、「これらは、『異常な事態に対する、正常な反応』です。自分を取り巻く状況そのものが異常なのですから、ふつうの生活では経験しない次のような反応が起こってくるのは、当然のことです」と述べています。

そして被災者から話を聞く技術を「アクティブ・リスニング」と名付けて注意点をまとめています。

［アクティブ・リスニングの基礎］
・聞き役に徹する
・話しの主導権をとらず、相手のペースに委ねる
・話を引き出すよう、相槌を打ったり質問を向ける
・事実「何が起こったか」→考え「どう考えたか」→感情「どう感じたか」の順が話しやすい
・善悪の判断や批評はしない
・相手の感情を理解し、共感する
・ニーズを読み取る
・安心させ、サポートする

現在、さまざまなビジネスセミナーなどのコミュニケーションの講座で話されるのはこの応用です。

〈安定に必要なのは「温かい反応性」〉

ついでに和田秀樹著『災害トラウマ』（ベスト新書）からの引用です。

「カウンセリング治療をするにしても、グループ治療をするにしても、具合が悪くなり

かかっている人に対して、『そのときはものすごく怖かったねぇ』とか『目の前で人が亡くなるのを目撃すれば気分が沈みますよねぇ』『どんな感じがしたの？』といった言葉で誘導することは、余計に具合を悪くさせる危険性があるので慎重になるべきでしょう。

（中略）

トラウマ治療で何よりも大切なことは、記憶を掘り起こすことではありません。トラウマの原因を追究することではありません。記憶はその人のペースに合わせ、ゆっくりと時間をかけながら無理のない形で思い出せばいい。トラウマを抱えている人に対して、いかに共感的に接するか、そして理解しやすい状態を安定させるために、『いま、ここで』の感情を表出させていくかが先決です。

記憶を引き出すことで問題が生じることがあるということであれば、グループ治療などの語り合いがもたらす効果の本当の理由はなんなのでしょうか。

おそらく、それはただ単に記憶を引き出して体験を共有することではなく、その場にいる人たちが示す『温かい反応性』に大きな意味があるのでしょう」

これが話を聞く側の基本的姿勢でなければなりません。

安克昌医師の『心の傷を癒すということ』からＰＴＳＤについて説明している個所を引用します。

「震災は、さまざまなかたちで大多数の住民の心を傷つけた。人々は心の傷つきを、不眠、緊張、不安、恐怖などの心身の変化として体験した。それは『異常な事態に対する、正常な反応』である。その後、時間とともにこうしたさまざまな心身の変化は自然に解消してゆくことも多い。PTSDとはこうした『正常な反応』が解消せず、症状が持続し悪化した状態を指している。心の傷は癒えるどころかますますその人を苦しめ、生きづらくするのである。

だが、災害直後の『正常な反応』がいったん落ちついたように見えても、心の傷が解消したと言い切ることはできないのである。目立った症状はなくても、ある種の〝生きづらさ〟が持続していることがあるからである。それは心から楽しむことができない心境、社会との齟齬《そご》の間隔、孤立感といったものである。こうした苦痛は、精神科の『症状』としてはとらえにくく、『病気』として治療をうけられることは少ない」

「PTSDの患者は、心的外傷を受けていながら、その体験を自分の中に受け入れることができないでいる。つまり、治療の目的は、外傷体験を受け入れられるように援助することである。（中略）『外傷体験について考えることも考えないことも自由にできるように助力すること』であるという。

ではそれはどのようにして援助することであろうか。ヴァン・デア・コルクはPTSDの治療には四つの主要素があるという。

（一）安全であるという感覚を取り戻す。
（二）その恐ろしい体験と折り合いをつける。
（三）生理的なストレス反応を統制する。
（四）安定した社会的つながりと対人関係における効力を再確立する。
心的外傷体験を受けた直後の対応としては、（一）『安全であるという感覚』を取り戻させることが非常に大切である」

日本兵の戦争神経症

〈「精神病はたるんでいるから起きる」〉

では日本の軍隊の状況はどうだったでしょうか。

日露戦争における傷病者に関する資料からも精神疾患に罹患した兵士がいたことは見受けられますが、戦争神経症に罹患した兵士が続出したのは第二次世界大戦からです。国府台陸軍病院（現在の国立精神・神経センター国府病院。千葉県・以下国病）が大幅に拡充されて戦争神経症を含む精神神経疾患の患者の収容が開始されます。

「国病と精神科との関連ができたのは昭和十二年末のことである。時の陸軍省小泉親彦医務局長（東条内閣の厚生大臣で終戦時自決）はドイツで観察した第一次大戦の経験から、必ず日本でも大量の精神症患者が発生するであろうと予測し、精神神経科の専門病院にするために国病に白羽の矢が立ったのであった。陸軍唯一の精神科専門医で、ドイツ留学の経験のある諏訪中佐が北支から呼びかえされて病院長として赴任した」。（斎藤茂太著『精神科医三代』）

「『ところが帝国陸軍には『行軍に精神病者はいない』とか『精神病はたるんでいるから起きる』だとか、はなはだしさは『精神病者はヒキョウ者だ』とかいう単純きわまる思想が横行していて、衛生部ですらその関心は高いとはいえなかった。（中略）

そのうちに戦争神経症の患者が後送されてくる。勝ちいくさの初期であるから症状は軽い外傷性神経症が多い。『白衣の勇士』が大いにモテた時代である。（中略）

ところで、戦争神経症とは戦争によって限界状態に追いつめられた人間が示す異常反応を言うが、これが戦争の長期化によってしだいにふえてきた。病院長諏訪大佐の統計によると、外地から還送された戦傷病兵の中で精神疾患の比率は、昭和十三年の一・二パーセントから年々高くなり、昭和十九年には七・八パーセントにも達したのである。内地部隊の患者もほぼ同じ傾向を示したのである。これに対してアメリカ軍はどうだったかというと、精神神経障害で入院した兵士は約一〇〇万で、全入院兵士の六パーセントに達したということ。一〇〇万のうち六〇パーセントはアメリカ国内、四〇パーセントは外地の発病で、うち神経症（ノイローゼ）は六二パーセントで最高率を示し、分裂病などの内因性の精神病はわずか六パーセントに過ぎなかった。

戦争神経症を大きく分けると、直接戦場で発生する原始的ないわゆる一次反応と、一応生命の危険の消失したあとで症状の固定するいわゆる二次反応に分類できる。一次反応でも最も直截単純な反応は驚愕反応と呼ばれるものだ。（中略）
惨烈なガダルカナル島の戦いでは戦場を脱落後退した米軍兵士の実に四〇パーセントは精神疾患であったのである」（『精神科医三代』）
日本においてもこの頃すでに戦争神経症については認識されていました。
しかし「精神病はたるんでいるから起きる」の意識は未だはびこっていて、問題解決を困難にしています。
軍隊経験者が同期会を定期的に開催、しかも長期に続いている理由は、元兵士だった者同士が自分たちの戦闘体験を話しあうことで症状を軽くしているからです。
惨事ストレスの対策には、体調不良は災害という「異常な事態への正常な反応」の認識の共有が必要で、ストレスに対する対策の組織的取り組みが必要です。

グリーフケア　1

〝グリーフケア〟とは

「特に、大震災後に必要な『心のケア』は、災害による多重的な喪失体験をした後に残る、複雑な悲嘆をケアすることである。それは具体的には『悲嘆ケア』すなわち『グリーフケア』のことである。この度の大震災では、想像さえできないほどの重複する悲嘆体験をした人びとが多くあった。家族一人を亡くすだけで、深く強い悲嘆状態に陥るのが通常生活 の中での悲嘆であるが、災害後の悲嘆は、本人にとって大切と思うものすべてを一瞬にして喪失し、明日を生きる希望さえ失わせてしまうほど恐ろしい喪失体験に基づいている。このような人々に寄り添うケア提供者は、限りない思いやりと、相手に対する尊敬と信念を持っている必要がある。」

『大震災後の悲嘆ケア（グリーフケア）』（上智大学グリーフケア研究所発行）より

消防士・警察官の惨事ストレス

惨事ストレスとは

〈『無傷な救援者』など存在しなかった〉

安医師の『心の傷を癒すということ』からの引用です。

「被災地には『無傷な救援者』など存在しなかったのである。

大規模都市災害というものは、こういうものなのだ。埋もれた人を助ける人手がない。道具がない。消火活動するための水がない。病院で検査ができない。手術ができない。収容するベッドがない。そして、スタッフは全員疲労困憊している。こういう状況で、多くの人がなおかつ働き続けたのである。

それはしかし、使命感によるものだけではなかっただろうと思う。混乱した状況の被災地に住む人々は、働くという行為によりどころを求めていた。働くことで安定した〝日常生活〟を取り戻そうとしていたのである。

だが実際には、自らも被災した救援者は、いかに不眠不休で働いても決して充実感を得ることはできない。使命を果たしたという満足感よりも、十分なことができなかったという不足感が上まわるのである。そのため使命感にかられて自らを酷使し、消耗させてしまう。こういう状態が長期化してしまったものを、私たちは『燃え尽き』症候群と呼んでいる。（中略）

被災救援やボランティアで来ている人たちも、人助けの善意で働いてくれていることはもちろんだが、おそらく被災地の住民とは逆に、どこか〝非日常〟を求める心境もあったのではないだろうか。

〝非日常〟のなかで〝日常〟を求めて働く人と、〝日常〟を飛び出して〝非日常〟に入り込む人とが同じ職場で働いている。それは不思議な光景であった」。

「このように、被害を受けながらも仕事を続けている人が大勢いた。これは医療にたずさわっている人だけではない。消防、警察、建築などの分野で働く人たちの中にも、自分も被害者なのにほかの被害者を援助しているというケースがたくさんあった。役所も病院も、みんなダメージを受けていた。とくに、避難所となった学校関係者の疲労は並々ならぬものがあっただろう」

そこには無意識のなかで体調を崩していたり、自覚症状があっても我慢を続けた支援者が大勢いました。

安医師は試行錯誤を繰り返すなかで、一九八六年にオーストラリアの精神科医ビヴァリ

ー・ラファエルがたくさんの大災害や惨事に関する調査研究を分析した『災害の襲うとき
――カタストロフィの精神医学』（みすず書房）を参考にします。

「救援者である彼らは、残された家族に強く感情移入し、自分たちもその悲しみや怒りを感じとり傷つくのである。災害精神医学者のラファエルによれば、このような『接死体験』は『ストレス反応の発生に大きく関与し、悪夢、不安感、睡眠障害、そして若干の抑鬱的傾向』をもたらすという。つまり、ＰＴＳＤの発症が心配されるくらい大きいストレスなのである。

印象的なのは、隊員の多くが、災害救助についてひどい〝無力感〟を味わったことである。

『今まで、どのような災害に出会っても、仲間とともに救出、救助、消防活動をし、この仕事に誇りを持っていた。が、今回は違った。助けを求めてきている人々に応えることのできない自分の力のなさを嘆き、自然の恐ろしさに驚異を感じた。

〝ほんまに消えるんやろか……〟あまりにも消防が無力に思えた。

病院収容後、人命を救助したという充実感はまったくなく、すでに失われたであろう尊い命の数や救助を待ち焦がれている大勢の人びとのことを思うと、自分の無力さを思い知らされるとともに、今までの大規模災害に対する認識の甘さを痛感した』」

「今回、懸命に消火活動にたずさわる消防隊員に被災者のなかから『消防隊員はなにやってるんや』と罵声があびせられたそうである。……隊員たちは、被災者の気持ちが理解できるだけに、無力感を抱かずにはいられなかった」

「ラファエルは、救援者の対処方法として、支援的人間関係の活用が重要であると述べている。それは家族、友人、仲間との間で、自分の感情、恐怖、フラストレーション、そして手柄話までを言葉にする（「トーキング・スルー」という）ことである。被災者だけでなく、救援者の心の傷つきも重要なのであり、そのケアはこれからの災害対策の大きな課題であろう」

〈「さすが警察官：震災ストレスに強い」？〉

日本では軍隊における戦争神経症は今も多くは隠され続けています。研究は進んでいますが、取り上げられる機会は多くありません。取り上げにくい風土があります。

他の組織でも同じです。そのことが惨事ストレスへの関心と取り組みを遅らせています。救援者を組織として送り出す側も、任務に就く者も精神的体調不良に対する差別と偏見がまだ残っていいます。

惨事ストレスを取り上げた資料の中にあったものです。

阪神・淡路大震災と救援者

阪神・淡路大震災の救援現場の過酷さは直後から報道された。

そして消防隊員の手記が神戸市消防局の機関誌に掲載され（その後単行本となった）たこともあって，大きな社会的関心を集めた。また，医療関係者やボランティア、あるいは行政関係者の精神保健上の問題の大きさが、さまざまに取り上げられた。

一方で、兵庫県警が職員を対象に行った調査では、ＰＴＳＤと考えられる警察官はほとんどいないとされ、「さすが警察官：震災ストレスに強い（産経新聞平成八年二月二十九日付）」と報道された。このように、同じ救援者といっても心理的影響に関する認識には、大きな差があった。


後半部分は事実ではありません。警察官や自衛隊は〝本音〟を吐けない現実があります。そのことが対策を遅らせ、体調の回復を妨げている大きな要因にもなっています。無理解は救援者を悲惨な状況に陥れます。


東日本大震災の救援に参加した警察官の思いです。

「『生き返って！』。子どもを亡くした母親の、悲痛な叫び声が耳に残っている。子どもの遺体はわが子の姿がダブり、特に胸にこたえた。

『自分は警官だ、自分は（精神的に）強い』と思っていた。被害者や遺族への接し方にはそれなりに自信もあった。意気込んで被災地へ向かったが、その自負はすぐに打ちのめされた。

一週間もすると、死臭もがれきの山も〝日常〟になった。『慣れるのは、精神的なキャパがもたないからなのかもしれない』と言う。

任務を終え、震災前と同じ日常に戻ると、違和感を覚えた。『この街には死臭がしない』。眠りが浅くなり、やめていたたばこに手を出した。幼児の変死事案に対しても何も感じない自分がいた。あの仕事は何だったのか。一生懸命任務を全うしたつもりだが、充実感なんてこれっぽっちもない。

『ありがとうとご遺族に言われたが、遺体を見つけたのは俺じゃない。最後に引き渡しただけ。誇れることじゃない』

組織的なフォローは特にないが、期待もしていない。

『あったとしても、人事上の不利益にもつながりかねないし、信用して相談なんてできない。個人で折り合いをつけるしかないでしょ？』

今も被災地で一緒に活動した仲間と連絡を取り合っている。

『同じ思いを分かち合える相手がいることが、救いです』」（共同通信二〇一一年四月配信東日本大震災特集）

やらなければならないことを夢中でこなしている期間が過ぎると、恐怖がフラッシュバックし、頭から消えません。その夢を見ます。また「何もできなかった」、「助けられなかった」という無力感が襲い、帰路についても〝心の空白〟が浮き上がりなかなか通常に戻れなくなります。

〈「隠れた被災者」の存在〉

災害や大惨事などが発生すると消防士や警察官、自衛隊員、そして自治体職員や教職員、医療関係者、ボランティアなどが救援活動に就きます。報道関係者が駆けつけます。災害という悲惨な状況を目撃しながら活動を続けるとさまざまな心身の不調をきたします。災害という「異常な事態への正常な反応」です。多くは一時的なもので、時間が経過するなかで薄れていきますが、衝撃が大きい時はＰＴＳＤに罹患することもあります。またしばらくたってから突如症状が表れることもあります。これらは「惨事ストレス」または「災害ストレス」と呼ばれます。

安医師と一緒に精神科救護活動にたずさわり、その後設立された神戸市のケアセンターで活躍している加藤寛医師は著書『消防士を救え』（東京法令出版刊）のなかで「惨事ストレス」とは「消防隊員、警察官、医療関係者などの災害救援者が、現場活動をとおして受ける通常とは異なる精神的ストレス」を呼ぶと書いています。

そして「悲惨な状態の遺体を扱うこと、子供の遺体を扱うこと、自分自身に危険の及ぶ活動、負傷者や殉職者がでること、被害者が自分の家族や知り合いであること、などが惨事ストレスをもたらしやすい状況であることが知られています。

体調を崩した支援者を精神衛生関係者の間では「隠れた被災者」と呼んでいますが、これまで取り上げられることは多くありませんでした。

救援活動と言っても、それぞれ任務は違います。

消防士や警察官、自衛隊員は発生直後から現場で活動します。集団行動で、短時間・短期間です。自治体職員、教職員、医療関係者、ボランティアは現場の周辺や事態がおさまった後に活動します。個人で判断しなければならない事態も多く、期間は長期に及ぶこともあります。報道関係者は現場も周辺も目撃し、記録しながら行動します。

惨事ストレスの危険性について被災者同士、支援者同士、支援者のリーダーたち、家族は共に認識し、長期に監視し合って、予防・防止に取り組んでいかなければなりません。

東日本大震災でも地元の消防士・消防団員、警察官は危険を顧みずに被災地に踏みとどまりました。残念ながら、そのため亡くなった方も大勢います。それぞれの救援者が使命感から危険をかえりみずに震災に立ち向かい、活動を続けました。しかしその使命感から体調不良に至った救援者もたくさんいます。

東日本大震災の救援活動に従事した福島県の被災地の警察官の手記です。

「この混乱の最中、福島第一原発一号機が水素爆発していたようである。

当初避難車両の誘導にかかりきりであった私はそのことを知る由もなく、行政局職員から『原発が爆発したから逃げろという指示が出たのでしょうか』と質問されて当惑した記憶がある。

何の情報もなかったことから、現時点でそのような指示は受けていないと回答したが、すぐに爆発の事実は報道で判明した。

その後、行政局に設置されていたテレビの中に、爆発する原発の建物が映しだされたのを見た時、腹を決めた。

殿《しんがり》は俺だ。

本署から、一時避難の指示があったが、未だ避難車両の列は途切れず、気を抜けば再度渋滞が発生する可能性があり、何よりここで踏ん張っている地元の人がいる限り、退くことはできない。

そのまま相勤者と留まり、交通の整理誘導にあたり、暗くなってから、ようやく最後尾の消防団車両が通過するのを見送った。

やはり最後まで残るのは地元消防団なんだな、と地区隊長らと話し避難所が落ち着いたのを確認してから本署に行き明日からの業務指示を受けてから駐在所に戻った」（田村警察署に配属の三十b代の警察官の三月十二日の記録「東日本大震災を撮った福島県警の写真展」から）。

二〇一一年四月末から五月にかけて開催された、朝日新聞社主催の震災報道写真展の感想文が、十二年三月に開催された写真展に掲示されていました。

「震災直後に気仙沼に入りました東京の消防官です。

帰りましてから震災の写真を見ることが出来ませんでした。

本日は後世・将来へ申しつぐべき写真の数々を拝見させていただき、現地の残土の中から出された方々ひとりひとりが思い出され、涙が止まりませんでした。ただ『やすらかに』との思いでいっぱいです。

報道の真価を理解している者（つもり）としてあの状況で人々を救出したくても将来の為の取材をつづけた報道の方々に敬意を表させていただきます。

東京・板橋　男（四四歳）」

消防士の具体的惨事ストレス対策

〈自分自身で乗り越えてきた〉

阪神・淡路大震災では救援者の中から大勢の体調不良者が発生しました。しかしその後、消防署では教訓を活かし、地方や規模においてばらつきがありますが、他の組織と比べると惨事ストレスについての対策は進んでいます。

消防署の取り組みから教訓を探ってみます。

惨事ストレスの問題が指摘されたのは、阪神・淡路大震災と、同じ年に起きたオウム事件、そして二〇〇一年九月一日に発生した、四四人の死者を出した新宿歌舞伎町ビル火災からです。

「われわれ消防の世界では、災害現場で悲惨な体験をしたり恐怖を味わったりしても、自分自身で乗り越えてきました。

特に、むごたらしい死体を見て気持悪くなったり、匂いを嗅いで吐き気がしたりしても、それはどちらかというと『恥』と捉えやすく、周りにはあまり大きい声では言えなかったこともあったと思われます。そのような感情を乗り越えてこそ一人前の消防官というように見なす空気が土壌にあったことも事実です。

しかし、『基本的にストレスを受けない者はいない』と一般的に言われていますが、ストレスをストレスと認識できないのが現状で、『風邪という症状をしらない人間は医者に行かない』と言うことと同様で、本人がそのことに気づかなければ何ら解消に繋がらないということになります。

今私達に必要なことはストレスをストレスと正しく認識して、早期にストレスを解消し、後に引きずらないようにしていくことが大切なのです。」

（東京消防庁人事部健康管理室主任　五十嵐幸裕『近代消防』二〇〇一年十二月号）

〈「現場の者に過失はない」〉

消防庁の惨事ストレス対策について、加藤寛著『消防士を救え！』は阪神大震災の経験・教訓等を踏まえた具体的をあげています。

・消防署員、警察官、自衛隊員、医療関係者などは社会の安全維持のために、緊急事態に対応するため日々訓練を繰り返しています。それは実際の場面に直面した場合に自信をもって対応するためです。訓練が自信をつけます。

・自信をもって行った任務が実際の局面で結果的に成功に至らなかったとしても、その対応はできうる最善の方法だったはずです。それ以上のことは仲間以外の他の誰にもできないことでした。

それでも従事した者は自分のせいだと責め続けます。成功したとしてももっと早く、もっとうまく成し遂げることが出来なかったかと責め続けます。

さらに、周囲が無理解だったり、正当な評価をしなかったり、安全地帯にいた心無い人々から、知ったかぶりした非難を浴びせられることがあります。

二〇〇三年、神戸市で消防士の殉職事故が二件ありました。事件直後の記者会見に出席した警防部長は報道陣から「現場にいたものの判断ミスではないのか」と辛辣な質問が飛んだ時、即座に「これは予想し得ない崩落であって、現場の者に過失はない」と断言しました。

隊員にとっては、組織は隊員を守るというメッセージでした。多くの隊員の支えになり、その後、組織への信頼と忠誠心を増し、活動にまい進できたと言います。

そして報道陣の姿勢とは逆の市民の励ましは本当にありがたかったといいます。

今回の福島原発事故で、東京消防庁の放水活動において、上司は最も危険な持ち場に立って隊員を指揮していました。これで部下は恐怖を安心感と信頼感で克服して作業を続けることが出来ました。そして達成感をもって任務から離れることができました。

・阪神大震災を経験した神戸の消防署員は、それぞれ業務報告だけでなく、その活動記・感想を思いのままに文書に書きました。それをまとめて『報告集』として発行しました。自分と同じ思いを抱いた仲間の文章を読んで、心の整理をすることができ、〝正常〟な自分を取り戻すことが出来たといいます。

・救援活動から戻った人たちに対して、送り出した職場や団体はまず感謝の意を表し、最善を尽くしたという言葉をかけて労をねぎらって迎え入れましょう。アメリカでは〝ヒーロー〟として迎えるのだそうです。

そして「お疲れさま。この後は俺たちが引き受けた！」という同僚・仲間への任務の引き継ぎが安心を取り戻す要因になります。そうすることで自己の使命感と活動の満足感と誇りを再確認出来ます。

しかし派手な歓迎は逆に心の整理をできなくしますので気を付けなければなりません。

・犠牲者が出た時は顕彰碑を建てて教訓を喚起します。

・「惨事ストレス」に罹患した同僚・仲間への対処方法は、「アウトリーチ」と心理教育です。

アウトリーチとは、ケアを提供する側が同僚・仲間の方に出向いていくことです。心理教育とは、心情を吐露してすっきりする「カタルシス」によって、この惨事の後に起こっている心理面の反応の多くが、当たり前の〝正常〟な変化であって、ほとんどの場合、自然に回復することを知ってもらうことです。

そのためには、

① 「この面接は治療ではなく、状況を確認し対策を考えたい」、「一回の面接でできることは限られているが、必要なことがあれば一緒に考えたい」という、言葉かけから導入する。

② 状況や変化について可能であれば確認し、よほど重篤な反応でなければ、原則的に

「異常な状況における正常な反応」であることを伝える。

③　本人が行っている対処法を確認し、本人の持つ回復力を支持する。

そのなかから少しずつ日常のペースを取り戻していきます。

東日本大震災での具体的惨事ストレス対策

ラファエルは、救援者の役割上のストレスとしていくつかの要因を列挙しています。自分が適切な措置が取れないこと、通信連絡の支障、資材や器具の不備、目的地へ到達できないこと、人手不足、官僚主義からくる諸問題です。

東日本大震災の体験手記を集めた南三陸消防署・亘理消防署・神戸市消防局＋川井龍介＝編『津波と瓦礫のなかで　東日本大震災　消防隊員死闘の記』（旬報社）から具体的対応を紹介しながら検討します。

「災害対策本部の調整会議に救助部隊長や消火部隊長も一緒に出席するようにした。そして活動状況も各部隊長から説明してもらうようにしたところ、部隊長としての自覚ができただけでなく、直接災害対策本部の状況が伝わることで、隊員の士気高揚にもつながった」

お互いが、今自分が全体の中のどの位置で任務を遂行しているかを理解することは任務の重要性を再確認できます。そして他の者と一緒に頑張っていると受け止めることができた時、より任務に邁進できます。

通信連絡の支障、官僚主義からくる諸問題を解消できるのです。

「ときには隊員間で激しい意見のぶつかり合いもあったが、まったく個性の違うメンバーのさまざまな発想で窮地を乗りきることができた」

わけがわからない状況で、納得できないで任務を遂行していると成果も達成感も享受できません。窮地に陥った時こそ、困難に遭遇した時こそ、意見をぶつけ合って一緒に突破口を探し出す努力が必要です。そのことを通して信頼関係が作り出されます。そのための前提として日頃の風通しのいい職場環境が必要です。

自分が適切な措置が取れないこと、人手不足などの克服や信頼関係の構築が大切です。

「三月二十三日、中央消防署三階会議室に福島第一原子力発電所への派遣隊員五三人が結集した。

『今回の任務にたいする活動方針は、全員無事に帰ってくること！』

指揮隊長のこの言葉から我々に課せられた任務の危険性が切実に感じられた。

派遣日までの間、放射能にたいする研修や現場対応の訓練が連日おこなわれた。出発の直前には東京消防庁ハイパーレスキュー隊へ出向き、福島第一原発で放水活動をしている特殊車両と同型の車両操作訓練もおこなった。

　この間にも福島第一原発の状況は日々刻々と変化していることはテレビや新聞の報道で伝えられており、我々の想定している範囲での現場活動となるのか不安は募るばかりであった。『今やれることを一生懸命やろう』。そんな気持ちで自分を奮い立たせていた。そして三月二十九日、福島に向けて出発することとなった」

　消防士の日常的訓練の目的は何か。未経験の事態に遭遇しても瞬時に的確に判断する能力を身に付けるためにです。自分らの力量を超える危険な局面か、何とか突破できるかの冷静な判断力です。突破できるという判断は訓練から来る自信がさせます。日常的任務をきちんと遂行しているという確信が困難を克服させる力です。

　自分が適切な措置が取れないこと、資材や器具の不備などの克服ができます。


「当時は原発そのものの情報が乏しく、私自身も特殊災害隊員として原発派遣に自ら手を上げたものの、不安感は非常に大きかった。しかしそれらの業務や不安感はさまざまな方々の協力により解決することができた。……

（神戸大学の）北村先生は、我々とともに福島県まで同行し、寝食を共にしてくださった。現地での隊員の汚染検査時などでも的確なアドバイスをいただくことができ、非常に心強かった」。

組織はどのように組織構成員に安心感を与えるか。指揮者が精神的に鼓舞するだけではなく、安全と危険の境界を、根拠を示してはっきりさせ、危険には曝させないと断言することです。

〈「このチームで活動できたことは誇りである」〉

「二日目も午前、午後をとおし、重要な拠点はすべて、ガレキ、堆積物を除去して捜索を終了。見つけられないもどかしさに葛藤しながら、皆、心を痛めていた。そのため、毎晩それぞれ疑問点や反省点を出し合い、ディスカッションやブレーンストーミングを行なった。（ブレーンストーミングは集団の中で積極的に意見を出し合って新たな発想を引き出すことを言います）。

最終日も結局、見つけることはできなかった。住民からかけられる、『ありがとう』、『ご苦労さま』の言葉、捜索現場で見つけた若い二人が写った結婚式の写真……心が締め付けられるような想いと自分自身の不甲斐なさ……。『やれることはしたはずなのに』と自問自答……。しかし、活動をともにした小隊長や隊員たちに救われた気がする。何もできなかったが、このチームで活動できたことは誇りである。ありがとう」

「ベースキャンプに戻り、個人装備を解除しての休憩と温かい食事を摂ることが可能になった。……そして泥と砂まみれになり捜索活動から戻った隊員のために湯を沸かし迎えてくれた。

後方支援隊は非日常という被災地の中に日常を造りだし捜索活動を支えてくれた」

気分転換とストレス解消のためには温かい食事、温かい風呂・シャワーが最適というのは百年前のイギリス軍の経験が受け継がれています。そして短時間でも〝日常〟を取り戻すことです。自分を取り戻すこと、精神的〝ゆとり〟を取り戻すことです。そのための時間と場所の保障が必要です。ただの休養ではありません。

神戸市消防局は阪神淡路大震災の経験を無駄にしていません。そしてたくさんの教訓を提示してくれます。

〈帰宅で心にビタミン剤を補給〉

被災地の消防、警察、自治体職員、教職員などには、住居・家族などを含めて直接被害にあった者、近接で直接・間接的に影響を受けた者、被災地に友人・親せきなど住んでいた者がいる周辺被害者がいます。自覚しなくても不安とストレスを抱えたなかで業務に従事します。また過去の生活経験から類似のストレスが蘇ってきたりします。

東日本大震災での仙台市消防局員の体験が『東日本大震災における消防活動記録』（仙台市消防局発行）というパンフレットに載っています。

「ある同僚は家族の安否がわからない状態のまま、現場活動に従事していました。救急事案にて病院に負傷者を搬送した際に、自衛隊により救助された負傷者の搬送があり、手伝いにいったところ、その負傷者と言うのがまさに行方不明だった家族だったということがありました」

「連絡が取れない家族等の安否確認や家財などの損壊程度が計り知れない不安感などで、これまで経験したことのない閉塞感を職員のだれもが感じ、行き詰るストレスのやり場がない状態で、職員間の意見の摩擦など表れ出したところもあった。そうした頃、地震発生から六日目のことである。『一時帰宅』という措置がとられた。我々職員は自分の耳を疑った。

それは、本来、職場で取るべき休憩や仮眠を、環境を移して自宅で取る…。という解釈の措置であり、不眠不休の業務継続の末、職員の心と身体の健康管理を考慮した結果の策であった。

『家に帰れない……』、『家族に会えない……』という日常生活において当たり前のことができない日々が続く中で、消防の活動を期待して止まない市民に対しては、消防職員がその業務を離れ自宅に戻ることなど許されないと思っていた。まして、夫や妻、父や母、そして息子や娘の側面を持った消防職員の家庭では、その職員の帰りをいち早く待ち望んでいる家族など誰もいなかった。

それは誰もが理解し、『当然のこと』と自らを納得させていたからこそ、それぞれの心の中にじっと閉じ込めていた『耐える…』という封印感情の中で職員も葛藤していた。

しかし、その耐える力にも限界があって、個人差もあった。消防職員とて人間である。睡眠も必要であれば、心配ごとで仕事が手につかないこともある。そんな思いを組織は理解してくれ、思い切った措置を取ってくれたのである。

我々職員は涙がでる思いであった。素晴らしい組織である。職員を大切にしてくれていることを実感した。

……こうしてとられた一時帰宅の措置によって、消防職員として使命を達成させることの誇りと、家族への感謝の気持ちをあらためて心に刻み込み、心にビタミン剤を補給して職場に戻ってきた職員たちの顔は、みな穏やかで、我々職員は働く活力を取り戻した」

組織として長期戦を覚悟すればこそ、職員一人ひとりが相互協力して、職員とそれぞれの家族の心身の安心・安定をはかる必要があります。

〈「俺は泣きます」「俺は笑います」〉

警視庁第二機動隊小隊長の報告です。

「……四月中旬、いよいよわが第二機動隊も被災地への派遣が決まった。しかし私は派遣直前、震災による応援要員として警備第一課への併任派遣を急きょ命ぜられ、第二機動隊の一員として出動することができなくなってしまった。……部隊の派遣前、私はボート小隊の隊員たちを集め、一緒に行けない悔しさと残って送り出さなければならない申し訳なさを伝えようとした。しかし言葉が詰まり、涙が出てしまった。それでも隊員たちは私の言葉にならない言葉を最後まで聞いてくれた。
そして最後に……隊員たちへの手紙を一人一人に手渡した。

第三小隊のみなさんへ
派遣にあたり、格好つけずに、また自分を奮い立たせるために俺の気持ちを文章にしました。口下手なので……
先日、一人一人に派遣の意思を確認したとき、みんな快く引き受けてくれてありがとう。それぞれ護るべき人がいる中、この国の危機に立ち向かうことを優先させてくれたみんなを誇りに思います。
今回の派遣は、震災からしばらく経っているが、初めて見る被災地の惨状の中で、我々はきっとたくさんの悲しいものを見ることになるだろう。これからみんなが目の当たりにして、もし、悲しくて、無力感を感じて、恋しくてたまらなくなったら、遠慮しないで泣いてほしい。俺は泣きます。そして善いもの、美しいもの、素晴らしいものを観たら、微笑んで、より良い方向に向かうように被災者、仲間、自分を励ましてほしい。俺は笑います。

俺からひとつみんなに厳命がある。それは、どんなことがあっても俺より先に倒れるな。俺はみんなとこの災害特別派遣を完遂させ、みんなを待っている人の元に必ず帰還させる。これが俺の最大の任務であり、また帰還することがみんなの使命だからだ。そのためにもみんなの知識、経験、技能を集め、集団警備力として現場で力を発揮してほしい。

……

派遣を完遂し一連の災害警備が落ち着いたら必ず小隊会をしよう。大いに語り合い、大いに食べ、大いに飲み、大いに笑い、そして大いに称えあおう。

第二機動隊小隊長」

（『絆　～使命感に燃えて～　東日本大震災体験記』　警視庁警務部教養課　発行）

困難に立ち向かうためには、組織責任者のリーダーシップとチームワークが不可欠です。

ＩＥＳ‐Ｒ（心的外傷性ストレス症状を測定するための自記式質問調査）

〈毎日の業務での事案の方が惨事ストレスに強い影響を及ぼす〉

もう一つ、惨事ストレスについての注意点です。

「東日本大震災が惨事ストレス対策を見直すきっかけとなってはいるが、惨事ストレスを引き起こすのは、震災のような大きな事案ばかりではない。負傷者への対応や事件や事故に巻き込まれた子どもとの遭遇など、日常業務の中で頻繁に出くわす比較的小規模な事案も、その例外ではないことが指摘されている。……交通死亡事故や強盗死傷罪の方が殺人罪性犯罪、傷害罪よりもＩＥＳ‐Ｒ（Impact of Event Scale-Revised　心的外傷性ストレス症状を測定するための自記式質問調査）得点が有意に高く、毎日の業務で頻繁に出遭う事案の方が惨事ストレスとして強い影響を及ぼすことを示唆している」（大沢智子・加藤寛『警察職員の業務に関連するストレスとその健康への影響』）

「異常な事態への正常な反応」は無意識にも起きているという認識とその対策・解消に日常的に取り組む必要があります。

安医師は、必要な対策をさまざま提起した後、〈心のケア〉とは何かということについて、次のように心情を書いています。

「心の傷や心のケアという言葉が一人歩きすることによって、『被災者の苦しみ＝カウンセリング』という短絡的な図式がマスコミで見られるようになったと私は思う。その図式だけが残るとしたら、この大震災からわれわれが学んだものはあまりにも貧しい。

……苦しみを癒すことよりも、それを理解することよりも前に、苦しみがそこにある、ということに、われわれは気づかなくてはならない。だが、この問いには声がない。それは発する場をもたない。それは隣人としてその人の傍にたたずんだとき、はじめて感じられるものなのだ」

アンケート結果

二〇一三年三月二十五日、消防庁は消防職員の「大規模災害時等に係る惨事ストレス対策研究会　報告書」を発表しました。その中に東日本大震災被災地に消防士を派遣した消防局・消防本部と消防士、地元被災地の消防本部と消防士・消防団員からのアンケート調査結果があります。

消防司令以下の消防職員六四〇名を無作為抽出しました。抽出にあたっては、地方ブロックごとに四から七消防本部を選別し、消防本部の規模別に抽出数を決めました。

実施期間は二〇一二年九月二十一日に質問票を発送し、回答は十月三十一日までに返送された票を集計対象としました。調査票は、自記式質問紙で、対象となった消防本部を通じて対象職員に配布し、調査票の取りまとめを行う調査会社に、記入した本人が郵送する方法で回収しました。

〈「もっと役に立てないのかと自責の念にかられた」（四四・四％）〉

かいつまんで紹介します。

活動状況や活動中の出来事では、「死体を見た、あるいは死体に触れた」（三四・八%）、「災害活動中、現場での情報が著しく不足した」（三二・三%）などの現場活動に係るものと、「また津波がくるかもしれない危険性があった」（三二・七%）、「放射能に汚染される危険性があった」（二九・七%）など東日本大震災特有の出来事に関わるもの、また、「遺族や被災者が哀れであった」（三一・四%）など遺族や被災者に関わるものが二～三割と比較的多くありました。

現場活動による症状としては、現場活動中の感情状態は、「活動中、見た情景が現実のものと思えなかった」（四二・四%）、「被災者や遺族に強く同情した」（四〇・〇%）が多くありました。また、「強い余震が心配だった」（三三・五%）、「放射能による汚染が心配だった」（二九・九%）、「また津波が来るのではないかと不安だった」（二六・八%）など、東日本大震災特有の現場状況に関する心配が多く挙げられました。

活動後の感情状態については、「もっと役に立てないのかと自責の念にかられた」（四四・四%）が最も多く、「活動が実を結ばない結果に終わり、絶望や落胆を味わった」（一七・三%）など、自責の感情に関する回答が目立ちます。

災害活動より得られた成果については、「得られたものはまったくない」と回答した人は一・七%です。回答者のほぼ全員が何らかの成果を感じていました。特に、「活動を通して社会に貢献することができた」（四五・二%）、「生命の大切さを実感するようになった」（四一・六％）、「人間関係の大切さを実感するようになった」（四一・四％）、「自分の活動が誰かの役にたったことを実感した」（三九・八％）、「消防職員としてのスキルや能力が向上した」（三八・一％）、「周りの人たちへの感謝の気持ちをもつようになった」（三一・二％）、「人々や物を、いて当たり前、あって当たり前だとは思わなくなった」（二七・一％）、「他人を思いやる気持をもてるようになった」（二二・七％）などを体験していました。

活動中支えになったこととしては、「被災者から感謝されたり、お礼を言われたりした」（五二・八％）、「一緒に活動している上司や同僚と、他愛もない会話をよくした」（五一・一％）、「家族からのメールや電話により励まされた」（三九・二％）、「上司や先輩から労《ねぎら》いをうけた」（二六・二％）、「夜などに仲間と集まって、現場の感想や気持ちを話した」（二五・八％）、「被災地で活動している他の本部の人々との情報交換や交流があった」（二八％）、「同僚と励まし合った」（二〇・八％）などの順です。

〈ストレス緩和のために必要な対策は「長期休暇の付与」（四二・四％）〉

帰署後にストレス症状を解消するために行った行動は、「何もしなかった」（二四・五％）で、少なくとも七割の者が何らかのストレス解消行動をとっていました。ストレス対処行動として取られた行動は、「睡眠や休養に努めた」（四五・四％）、次いで「運動や趣味により発散した」（三七・三％）が多くありました。

調査票では、ストレスが低く健康な状態、心理的ストレスの高い状態、うつ病や不安障害が疑われる状態、うつ病や不安障害が強く疑われる状態の四群に分類した健康調査をしました。その結果、一%の職員は障害が疑われる不健康状態にあり、留意が必要であるという状態でした。

要望する惨事ストレス対策として、今後、大地震や津波などの大規模災害の被害を受けた被災地の消防本部に対してストレス緩和のために採った方がよいと思われる対策に関する質問では、「長期休暇の付与」(四二・四%)が最も多く、次いで「自由意思で参加するカウンセリングや精神科医との個別面談」(三六・八%)、「被災地へ派遣された隊員の安否が確認できるシステム」(三四・〇%)、「臨時の健康診断」(三三・八%)、「派遣された隊員の家族に対する被災地の情報提供」(三二・二%)、「全員が義務として参加するカウンセリングや精神科医との個別面談」(三〇・七%)が挙げられました。

グリーフケア　2

「東日本大震災と殉職」

兵庫県こころのケアセンター副センター長　加藤　寛

東日本大震災が阪神・淡路大震災と大きく異なる点の一つは、殉職者の多さである。発生時刻が平日の昼間の時間帯であり、地震から津波襲来までの時間に、防災マニュアルどおりに防潮堤や水門を閉めたり、住民の避難誘導や情報収集などにあたったりした多くの人たちが亡くなった。消防隊員・消防団員二六二名、警察官二五名、自衛官二名のほかにも、役場の職員、教職員、医療機関や介護施設の職員などを含めると、数百人の尊い命が奪われた。災害救援者が業務を通して経験する心的外傷（トラウマ）体験を、惨事ストレスという。生命の危険を感じる現場活動、悲惨な遺体を扱うこと、過酷な環境での作業などが、その典型的な状況であるが、同僚の殉職はとりわけ大きな影響を、現場に居合わせた同僚のみならず、職場全体に大きな影響を及ぼすことが知られている。

阪神・淡路大震災や兵庫県内で起こった殉職事故の状況を例に挙げながら、惨事ストレス対策は職場全体で取り組んでほしいことを話した。たとえば、殉職者を弔うことはとても重要で、できれば職場としての葬儀か、せめて遺影を飾ることはできないだろうかと提案した。それに対して、弔いをしたいのは山々だが、消防隊員だけでなく役場の人も、消防団員もたくさん亡くなっていて、消防士だけを特別扱いするわけにはいかないとか、今は体制を整えることが至上命令であってそんな余裕はないという意見が多く返ってきた。しかし、亡くなった人や遺族のためだけでなく、生き残った人のためにも、そうした配慮は大切なのですよというと、少しは理解してもらえたようだった。その後、いくつかの消防署では独自に慰霊式をしたという話しが伝わってきた。

（公益財団法人 ひょうご震災記念二一世紀研究機構のホームページから抜粋）

自治体労働者の惨事ストレス

震災直後のストレス

〈『疲れて当たり前ですよ』〉

東日本大震災と復興活動のなかで、住民被災者だけでなく多くの支援者もストレスを生じさせて体調を崩しています。

安医師の『心の傷を癒すということ』に体験が載っています。

「私が手伝ったのは兵庫保健所の精神科救護所だった。たいてい保健所というものは、区役所に併設されている。その区役所の有り様を見て、私は驚いた。いろいろな相談に訪れ、救援物資を求める大勢のひとたちが、庁舎を雑踏に変えていた。睡眠不足で目が赤く、疲れた表情の職員が、忙しく動きまわっていた。少々殺気立った大声も聞かれた。こんな騒然とした役所のありさまを、私ははじめて見た。

案の定、区役所の若い男性職員が、こっそりと救護所に相談に来た。

『こんなところにいるの見つかったら、さぼっていると怒られますわ』

そう言って彼は腰痛と疲労感を訴えた。顔色が悪く、疲れて愛想笑いもできないようだった。聞けば、震災後ずっと役所に泊り込んで、着の身着のままで仕事を続けているという。区役所の人も住民もいらいらしていて、少しでも休んでいると叱られる、とも言った。『疲れて当たり前ですよ』と私が言うと、そうですね、そうですよね、と安心したように彼は頷いた。湿布を貼って、苦労をねぎらうと、しばらくしてほっとしたように帰って行った。

震災後二週目だった。区役所職員も相当のストレスにさらされていたのである」

彼は、自治体職員として支援者であると同時に被災者です。しかしこのような自治体職員について阪神・淡路大震災の時はほとんど問題にされることはありませんでした。

〈生活支援に重点を置く方が精神的支援にもつながる〉

被災者の直接被害はたくさんのものに及びます。

安全の拠点であり人間の過去のアイデンティティであった住居、安心の拠りどころだった家族、安泰を分かち合った地域・共同体、生活を保障する職場と収入、社会との関わりの中で期待されていた任務、認められていた社会的ポスト、それらを裏付ける思い出などです。一人ひとりはそれらが一つになってかけがえのない人格を形成しています。だから被災者は一つでも欠けると心に大きな穴が空きます。日常から切り離されたことを実感します。

震災や大災害後は被災者と支援者の双方に「心のケア」が必要となります。

加藤医師は「心のケア活動」を三つに分けて説明しています。

（一）個人のケア

救援のシステムにおいて

「〈心のケア〉と言っても精神科医や臨床心理士が前面に出ることはいいやり方ではない。

ラファエルが言うように、『精神衛生面での応急措置にかかわる役割は、災害直後の他の多くの重要な作業と密接に結びついているので、できるかぎりそれらの作業と連携を保ちながら、他の応急作業担当者たちを認識し、協力しながら進めるべき』なのである。（中略）

『災害からしばらくの間は、ショックに打ちひしがれ、悲嘆にくれる時間が被災住民には必要である。その間は（応急的対応は別として）カウンセリングよりもむしろ生活支援に重点を置く方が精神的支援にもつながるであろう』

すなわち、〈心のケア〉が独立して活動するよりも、一般的な救助活動の中に〈心のケア〉を盛り込んでいることがよい。

（二）地域のケア

(三) ケアする人のケア

地域のケアが必要なのは、震災は自然環境、生活を営む都市機能、生活基盤を崩壊に巻き込んでいるからです。地域が傷ついています。地域のケアを抜きにした個人のケアは成り立ちません。大勢のボランティア、世界中からの救援物資、激励メッセージとそのニュースは被災地と被災地の人たちに活力と新たな人のつながりを作り出しました。

〈自治体職員は〝逃げない〟〝逃げられない〟〉

自治体職員は、日常業務に加えて緊急対応の業務が目の前に山積みしている中で、使命感で無我夢中で頑張りました。しかしそのことが問題を見えにくくもしています。

直接被災した自治体職員は、生活を保障する労働と収入は大丈夫でも、その他一つでも失われると日常生活の変更を余儀なくされて不安とストレスが生じています。しかしややもすると被災者であることを認識されないまま業務に集中することを余儀なくされ、支援者としての活動を期待され、さらに被災者から監視されます。

全国から支援に駆けつけた自治体職員が周囲で活動しているなかでは、感謝と同時に休息などを遠慮して、長時間労働・過重労働に従事しています。そこから〝逃げません〟、〝逃げられません〟。

東日本大震災直後に、宮城県名取市の職員のことが報道で取り上げられました。職員の赤ん坊だった子供の遺体は数日後、妻の遺体は数カ月後に発見されました。その間も職員は不眠不休で職務につきました。彼は市役所玄関に設置されたメッセージボードに被災者に向けてメッセージを届けます。

「最愛の妻と、生まれたばかりの一人息子を大津波で失いました。いつまでも二人にとって、誇れる夫、父親であり続けられるよう精一杯生きます。被災されたみなさん、苦しいけど負けないで」

被災者だけにではなく自分に語りかけています。

震災直後に詠まれた短歌です。

被災者が被災者診おり　看護師長
泣きたいけれど　今泣けません　（二〇一一・五・二『朝日歌壇』）

自治体と管理職は、自治体職員も被災者であるということを認識し、他の被災者同様の対応をする必要があります。仙台消防局の体験を活かすなら、職員は封印感情の中で葛藤していましたが、上司の思いやりは組織に対する信頼感を強めました。そして安心感と活力を取り戻し、使命感を燃やしました。

〈「職員はどこまで被災者の顔をしてはならないのだろう」〉

二〇一一年八月号の『月刊自治研』は「東日本大震災の現場は今」を特集し、震災から三カ月が過ぎた頃の状況を報告しています。

石巻市のルポによると、石巻市役所の職員は計四八人が犠牲になっています。海沿いの支所の職員は、「家族が集まれる家も失ってしまい、拠り所がなくなってしまった。ぐっすり眠れる場所がない。喪失感は日に日に高まる」と語っています。また「最近は家という安らげる場所を失った自分と、戻る家のある同僚との意識の差にも悩むようになった。「記憶力が低下して、いつもボーっとしている感じがするのです。だから余計に焦ってしまって……」」。

このようななかで、「市の職員として線を引く部分と、牡鹿の職員として地元に溶け込む部分を、うまく使い分けなければならないと必死だ」、「職員はどこまで被災者の顔をしてはならないのだろう」と自問自答しています。

宮古市職員労働組合の三役が、六月二十日に座談会形式でインタビューに答えています。

宮古市は、災害時、本庁舎に全員集合、全員待機することになっています。合併前の田老町は職員が九〇人から一〇〇人いたのですが、今回田老地区で避難所の運営にあたったのは三〇人程度だったといいます。ほかの職員は「ある意味、ぼくは見放されたと思っている」と捉え、「合併後もそれぞれの地区に支所的な機能を最低限設けることが必要ですね」と語っています。職員も、住民も「小さな政府」の犠牲者でもありました。

そのような中で、職員は「指示を待つというより自分たちで行動していましたね」といいます。

自分自身も被災者でありながら、どのような思いで仕事に向き合ってきたのかの質問にそれぞれが答えています。

「一言で言うなら、『これが仕事なんだろう』という感じでいた。……二カ月近く（避難所で生活をして家に）戻らず、子どもにも迷惑かけたと思うんですが、子どもも、まあそういうもんだということで理解をしてくれていたようです。同じような仕事をしている妻にも『体を壊さない程度に働いてね』と言ってもらいました。その意味で、私は恵まれているのかなと。職場を離れられない生活をしてきましたが、心も折れずになんとか今日までやってこられました」。

「その日の夜には家族が生存していると分かっていましたし、それに家がもう流されてしまっていたので、変な話、割り切って仕事に集中できた。……それまでの事務仕事と違って道路開通の仕事はやりがいがありました。結果が目に見えるし、住民の方に、おかげで助かった、きれいになったと言われるのは、仕事として面白いですよね。今は皆さん、結構わがままになってきて、最初の頃のことを忘れて文句言ってくる人もいますけどね（笑）」

「家族の安否さえ確認できれば、あとは睡眠時間がいくら少なかろうが、休みがあろうがなかろうが、それはそれでやっていけるし当たり前だと思っていました。私も、運よく家だけが流されて、親も家族も無事でしたから」

「同僚の中には、家族が亡くなったり行方不明になった人もいます。その人たちはすごく辛かったんじゃないかなと思いますよ。毎日毎日、親を探しながら行政の仕事をしなくちゃならない」

『一〇〇〇時間後のあなたへ』

〈まず自分を充分にケアする〉

震災の復興・復旧の取り組みは一直線には進みません。

被災者の意識も変化していきます。震災直後は被災者同士の連帯感から〝震災パラダイス〟が生まれます。

東日本大震災直後、三陸沿岸の被災者が全国から心を寄せる人たちに対して「どうぞ笑ってください。人が笑っているのを見て妬むほど、私たちは落ちぶれてはいません」と語っていました。その心象は、災害でたくさんのものを喪失したが、被災者同士が助け合う中から「社会生活のなかでの安心と安全」を再確認・獲得したことによるものではないでしょうか。「私」ではなく「私たち」だから「落ちぶれていない」のです。安心の中には支援者・ボランティア、支援物資など〝可視化〟がありました。

しかしその後、それぞれが生活再建に踏み出すと「格差」が表面化していきます。また被災地の光景の変化、全国からの支援の波、報道内容なども意識に変化を与えます。それは、支援者への対応となっても表れます。

対応・対策に変化が出てきて、被災者も多少の落ち着きが生まれてくると心身に変調が出てきたりします。

東日本大震災直後、公務員連絡会地方公務員部会は人材育成コンサルタントの辛淑玉さんらと協力して『一〇〇〇時間後のあなたへ～東日本大震災で頑張ったあなたへ～　現実への帰還のために』のタイトルで「災害対応職員」向けマニュアルのパンフレットを作成しました。一〇〇〇時間後とは、震災発生からほぼ一カ月後で、復旧・復興に向けた活動が本格的に開始される頃です。

活用の呼びかけ文です。

「いま、公務労働者が多くの人々の感情のはけ口になっています。

消防や自衛隊は、よくやったと言われますが、住民と寄り添い、昼夜問わず働き続けた自治体職員は、さまざまな軋轢の中に置かれています。その彼らに思いを馳せ、一〇〇時間後の公務労働者へのマニュアルを作成しました。

地方自治体の公務労働者を支えることは、地方自治を支えることであり、かつ、その下で生きる、社会的少数者を支えることでもあります。

お知り合いの自治体職員の方に、転送、または、お知らせいただければと思います」

復旧・復興期にはさまざまな葛藤が表面化することを指摘しています。

一、対市民　市民の切実な本音と向き合う時間。
二、対組織　行政内部の利害の対立。
三、対社会　罹災証明書、義援金の配布、仮設住宅入居など……何をしても評価されない。
四、対家族　公務員としての自分、夫・妻・父・母・子としての自分……
五、対自分　被災者としても自分、被災体験の意味づけ、価値観の変化、人生の目的、職業の意味、将来の展望……

大事なときに倒れてしまうことへの注意点です。

「それよりは、長期戦に備えて、体力気力を養うことが大切です。

それが被災地の再生のためになります。

まず、みずからの体力気力を養うこと。

労働者として、当然やるべきこと。被災地の再生のためにいま、休むことがとても大切なのです」

「自分の家族のこと、被災者でもある自分のことを第一に考える。

自分の生活に自分の全てを費やしてかまわないのです。

死にたずさわるしごとから、生を支えるしごとへのシフトが大切です。

そして職員同士が体験や感情を共有・共感する場を持ちましょう」


最後にメッセージが載っています。

「……ただ、このたびの災害はあまりに規模が大きく、直接、被災しなかった人たちも、その映像や情報で大きく心が傷ついていることは確かです。『自分もいつもと違う』ということを忘れないでください。『被災した人たちはもっと大変なのだから』と疲れた心とからだに鞭打って頑張りすぎて、もう起き上がれなくなるほどボロボロになるのを防いでください。

そのためには、『もっとできる』と思っても手を止めてひと休みしたり、時間が取れる時には現場を離れて自分の時間を保ったりすることが、なにより大切です。被災された人たちの支援のためにも、まず自分を充分にケアすること。『こんな状況で自分だけくつろぐのは申し訳ない』などと思わず、心とからだに元気をチャージしながら、あわてずに一歩一歩、復興に向けてともに歩んで行きましょう。

精神科医　香山リカ」

「侵入被災者」

〈過剰の救援は自立を妨げる〉

全国から支援に駆けつけた救援者も災害や大惨事から影響を受けてさまざまなストレスが生じ、体調不良に至る危険性があります。「侵入被災者」と呼ばれます。具体的には全国から動員された消防、警察官、自治体から支援のために派遣された職員、ボランティアなどです。東日本大震災の発生以降これまで、被災地の自治体に全国の自治体から短期、長期を合わせると常時約二〇〇〇人の職員が応援派遣されています。

救援者は果たすべき役割があり、期待されます。知ること、行うこと、掌握すること、能力と頼りがいがあること、事態を収拾することが要求されます。これらはそれぞれの局面、時期によって違い、変化していきます。

ストレス要因は被災者が体験するものと似ていますが、救援者としての役割機能に関する側面が加わります。例えば、現場活動に従事した救援者は、手当の施しようがないという無力感、死傷者数から見た被災規模の大きさ、災害の不慮不測性、遺体姿と匂い、犠牲者の家族の苦しみ、負傷者の苦しみなどの中で極度のプレッシャーを受けながら作業しなければなりません。

接死体験は徴候と持続する障害の発生に大きく関与しています。「不快な思考の侵入」、「悪夢」、「睡眠障害」、「独りになりたい気持ち」、「緊張」、抑鬱的傾向などの症状が生じます。被災者の心傷性ストレス反応のパターンに類似しています。

「独りになりたい気持ち」の時は、他者のどのような優しい言葉や共感も迷惑と感じます。

〈救援者が精神的な被害者になることがある〉

災害という状況は、人間同士がお互いに配慮し合うという人間本来の対応を必要とします。被災者の自立のためには救援が不可欠です。

しかし救援者の一方的な押し付けが空回りしたり、被災者の期待とずれてしまったりすることがあります。

救援者は、高度の喚起・関与の状態になりがちです。自分がきわめて効果的に機能しているような気分になり、頭のなかが急展開し、思考・計画・行動が次々に目まぐるしく出てきます。この高揚感はきわめて効果的で、難関やフラストレーションの解決にも役立ちます。しかし、事態を掌握し被災者を助けることができるのは自分だけだと思い込んで、過剰な行動や関与に至ることも多くあります。自己犠牲的精神で作業継続時間をはるかに超えて休みなく働いたり、責任を他に譲ることを拒否しかねません。

このような高揚感や救援者の人間的な共感反応は、燃え尽き症候群・期待した結果がでないことに感じる徒労感、または欲求不満に陥るという事態に至ったりします。

監督者やグループリーダーは全体と個々人の行動を掌握して的確な指示を出す必要があります。

被災者と救援者の関係において、救援者が「他人事とは思えない」という救援者の人間的な共感反応が、高度の覚醒、責務感、被災者との間に生まれた強い人間関係といっしょになって悲嘆と苦しみを切実に意識することがあります。両者の役割の相互依存性と被災者側のニーズのために強固な絆になったりします。自分が必要とされていると強く感じ自信に満ちた高揚気分になります。

しかし極端になると、かえって事態が掌握できなくなり、混乱を招いて非効果的・非生産的なことになりかねません。救援者は、過剰の救援は逆に自立を妨げること、被災者と救援者の関係の特殊性が、時にはその他の人間関係や家族関係の妨げになることもあるということを認識しておかなければなりません。

被災者の過度の要求と救援者の一体化した共感に対処するためには、救援者は時には「引きこもり」、実際的な作業への没頭、被災者の苦しみの無視が必要になります。

救援者に対するニーズが変化したり、減少するにつれて心情は変化します。自分に課せられた役割が終わったことを喜ぶ者だけでなく、自分の立場が脅かされると感じる者、自分を拒否された不適格者と感じたりする者が登場します。それぞれの期待が異なるところから、感謝・満足と亡恩・不満の問題が生じることが多くあります。

業務を夢中でこなしている期間が過ぎると、恐怖がフラッシュバックして頭から消えなくなることがあります。その夢を見ます。また「何もできなかった」、「助けられなかった」という無気力が襲い、帰路についても〝心の空白〟が浮き上がり、なかなか通常に戻れないこともあります。

〈救援者のストレス解消のためには〉

救援者のストレス解消のためにはどのようなことが可能となるでしょうか。

もっとも重要なのは、支援的人間関係の活用です。弱音でも愚痴でも何でも、感情をあけっぴろげに発散させることができる相手の存在が必要です。支援的人間関係がないと精神的疲労が身体に長期に表れて消えにくくなります。

家族は聖域、拠り所、結束の場であり、個人だけでなく家族全体にとってアイデンティティの持続のための重要な象徴です。親しい友人、職場の仲間たちは救援者が安心と親愛を求めて帰ってくる基地です。彼らは慰安、救済、安全そして前向きの生活を与えて、癒しの手助けをしてくれます。慰安は身体的疲労に対してだけではありません。

救援者を送り出した自治体は救援者が被災地の活動から帰還した時、盛大な慰労をし、充分な休息を保障してストレス体験を克服し、早期に疲労から回復して自己統制できるよう支援をする必要があります。そして役割を充分に果たし、できるだけのことはやったという意識を記録させ、組織全体のものにする必要があります。組織にとって体験の「回顧・検証」は財産です。すでに東日本大震災でもたくさんの文献が作成されています。

それが次に支援者を送り出す時の予備知識にもなり大きな予防策になります。

復興期を襲うストレス

〈三人の自殺者〉

二〇一二年二月一日付の『朝日新聞』〝社説余滴〟は「東北の被災地で働く公務員の、心と体が心配だ。……『3・11』のその時から、自分たちのことは後回しにして、被災住民のために働いてきた。その張りつめた心が、被災一年や年度末という節目で、ぽっきりと折れてしまわないか。そんな懸念が関係者の間で広がりつつある」と書いています。

具体的には、「被災者と直接向き合う自治体職員は、不満やイライラのはけ口になりや

すい」、「仮設で暮らす職員たちの多くは、いつの間にか『苦情窓口』になってしまってい
る」といいます。
そういいながらも宮城県南三陸町の職員の「ここで逃げたら、職員として人生が終わっ
てしまう。病院で診断書を書いてもらえば仕事は休めるけど、それは出来ない」という発
言も紹介しています。
そして「復興庁の支所が地元にできるなら、職員をケアする窓口もつくって」と訴えて
います。

抑鬱的傾向は、接死体験よりもむしろ、目的と果たすべき役割が不確かな状況におかれ
ると不安や無力感を感じて発生頻度を高めます。支援者が持つ「償い」の欲求は、自分の
活動が不適切だったためではないか、行動または行動しなかったことのために悪い事態を
招いたり、被災者を死に至らしめたのではないか、と捉えてしまいます。このような支援
者の反応が適切に対処されないと精神的な被害者になる危険性があります。

一年半を経た頃から今日まで被災地の自治体労働者の中から三人の自殺者が出ています。
二〇一二年七月二十二日、四月から一年間の予定で盛岡市から陸前高田氏に派遣され
ていた職員（三十五歳）が遠野市内の路上に止めた車内で死亡しているのが発見されまし

た。「希望して被災地に行ったが、役に立てず申し訳ない」という趣旨の遺書を残していました。

二〇一三年一月四日、二〇一二年十月から六カ月の予定で兵庫県宝塚市から岩手県大槌町に派遣されていた職員（四十五歳）が、宮古市内の仮設住宅で死亡しているのを発見されました。室内には仕事に関する内容が記された宛名のない遺書が残され、「ありがとうございました。大槌は素晴らしい町です。大槌頑張れ」と書かれていたといいます。生前、同僚に「自分は役に立っているのだろうか」と漏らしていたといいます。不安や無力感に襲われていました。

宝塚市からの支援ということでは、阪神・淡路大震災の体験のフラッシュバックはなかったのでしょうか。

二〇一四年四月二十七日、岩手県山田町の職員（五十九歳）が役場庁舎五階から飛び降り自殺し、発見されました。遺書には仕事が思うように進まないというようなことが書かれていました。

いずれも自殺に至ったのは土・日曜日またはお正月です。派遣されていた二人は赴任からしばらく経って、期間が予定の半分に至る前です。多忙ななかでもふと一息入れて自己を取り戻した時、この後先が見えない業務量と自責の念で展望を失ってしまったのでしょうか。

〈任務を達成しようとするからこそ定期的休養が必要〉

頑張れの　声が重荷に　なるときは
休んでいいよ　だれも責めない　（二〇一一・五・九『朝日歌壇』）

被災地での自治体労働者の業務は復興期に入ると増えます。

予期しない事態が発生したことに対応する支援者のプロはいません。これまで誰も経験をしたことがない業務が発生し、指揮者がいないなかで「先が見えない仕事が多くつらい」、「いくら働いても仕事が終わらない」ことばかりです。完成期日は指定されても手順の予測がつかないこともあります。

しかし過重労働、長時間労働が続くなかで定期的に休息や休養を保障するのは管理者の任務です。どのような業務遂行においても労働時間と成果・業績は正比例しません。

支援者は任務遂行を続ける中で意識的に自分の感情を隔離したり遮断すること、一時的にシャットアウトすることが必要です。

労働者はだれも過重労働や支援がないなかで孤立して業務を遂行していると、自分が疲労蓄積して体調不良に陥っていることに気付きません。他者の異常にも気付きません。過重労働が抑うつ状態を作り出していきます。職場全体で雰囲気、環境を悪化させていきます。

自治体職員を抜きにして復興はありません。

これまで経験したことがない業務が発生し、人員不足の中で一人で何役もこなさなければならないこともあります。

しかし無制限の過重労働が続き、今後も続くことが予想されるならば、なおさら各自が長期に関われる心身を確保するために定期的休養が必要です。自分を不可欠の人材であると捉え、責任もって任務を達成しようという熱意を持つならば、逆にいま無理をすることは全体に対する無責任になることを自覚する必要があります。支援者は、一人で復興活動に従事しているわけではありません。

お互いが業務を理解し合い、忙しい中でも労わり合い、〝精神的ゆとり〟と休息を保障し合うことが必要です。そうすると異常の予防・早期発見に繋がります。

上司は職員を積極的に休ませる配慮と決断が必要です。ストレスが生み出される状況が続くからこそ、定期的に被災地から隔離された〝日常を取り戻し〟て自己を確認できる状況を保障する必要があります。そうすると支援者は自己の任務の重要性を再確認することができます。

また労働組合が要求・提案、介入して取り組むべき課題です。

これらのことはカウンセラーや医師にできることではありません。カウンセラーや医師にまかせることは問題解決の先送りでしかありません。

自治体労働者は縦型の指揮命令に慣れ過ぎています。また自分に与えられた任務の達成だけを目指し、それ以外のことには目を向けません。横型の思考、連携に慣れていません。思考の転換が必要です。

〈全体計画と進捗状況の公開と説明〉

支援者が従事する業務の管理者やリーダーは、定期的に支援者と口頭で報告と評価の意見交換を行う機会を設定する必要があります。部署ごとの定期的会合で全体計画と進捗状況の公開と説明、困難性を含めた問題点・疑問点と課題を出し合って調整・修正し、全体が理解・納得する必要があります。目標や方向性がはっきりすると「自分は役に立っているのだろうか」等の無力感や自信喪失、孤立感のストレスを防止でき、任務を再確認することができます。

それぞれの役割分担を認識することができると、お互いに協力し合うことも可能になり、相互慰労による〝ゆとり〟を作り出すこともできます。

そして任務達成時にはみんなで喜びを分かち合うことができます。

大きなプロジェクトが終了した時、または一定期間の経過での節目の時は達成感を共有することが必要です。支援者は自分が組織にとって有用だったということが確認できます。

会議に費やす時間を惜しんだ結果、かえって時間がかかる事態が生じたという話はしばしば聞きます。

〈カタルシス効果〉

直接同じ業務に従事していない同士でも、支援者がグループの中で自分の感情、恐怖、フラストレーション、そして手柄話まで語り合う機会が必要です。特に各地からの支援者にとっては、派遣元ごとの気心の知れた同士が孤独に陥らないためにも有効です。

語り合う機会は管理者、ケアする者が設定、赴いて開催する「アウトリーチ」の方法を取ります。救援者は自分の方から接触するのを嫌がったり、自分から要請するのは自分に欠陥があるからだというような恥辱感に駆られたり、ストレスを押し殺して我慢したり、遠慮しながら任務を遂行しているからです。アウトリーチは誰でもが同じ状況にある、と認識させることができます。

「カタルシス」、心の中に溜《たま》っていた感情を話すことで気持ちを解放し、浄化する機会は、各人が自分の経験したことへの認識を他者のそれと対比し、積極的に回顧・検証することができます。そして自己統御をすることができ、自然治癒を期待できます。

ただし主催者は運営にあたって、各自に充分な自己表現をさせることを保障することは当然としても、他者のやり残しや失敗談に自己を重ね合わせた〝追体験〟に落とし込めないようなコントロールをすることが必要です。参加者全員に善悪の判断や批評はしないで、経験を共有して視野を広め、出された課題は全体の任務であることを認識することが目的であることを表明すると、リラックスした討論ができ、ストレスを軽減させることができます。

被災地に救援者を送り出した自治体は帰還後に形式的報告ではなく、体験で感じたことを自由に話せる機会を設定し、経験を生かすことと今後の期待を表明すると救援者は任務を再確認できます。そのうえで心身の疲労の回復と日常の取り戻しのために一定期間の休息の保障が必要です。職場の仲間は、自分（たち）の代わりに、代表として派遣されて無事戻ってきたことへの感謝を表明して慰労する機会の設定が必要です。そうすると救援者は自己の回復を促進させ、再起のエネルギーになります。

〈被災者からの要請への対応は〉

被災者は、これまで自立して生活を営んでいました。しかし一瞬にして住居や収入手段など様々なものを失いました。

被災者は、時間の経過とともに必要品や要求・要請に変化が出てきます。心理状態も変動し、不安感が増大していきます。そのサイクルは置かれている立場で違い、格差は拡大していきます。自力で生活再建ができない場合は行政の支援を期待せざるを得ません。生活の不安定、不安がある限りストレスが解消されない状態に置かれています。

支援者はそのような被災者に日常的に直接向き合います。通常の窓口業務とは違った対応が迫られます。しかし実際に持っている権限は大きくありません。及ばないものがたくさんあります。また、新たな制度ができても運用開始に時間がかかったりします。予定が未定であることは多々あります。被災者から切実な問題を申告されて上部にあげても「保留」という結論を説明しなければならないこともあります。「保留」は民間では通用しない行政機関特有の拒否ではない拒否の通告です。しかし被災者は引き下がれません。窓口担当者を含めた関係者の無能、責任転嫁と捉えます。それまでの支援者への感謝の気持ちが一転することもあります。

被災住民からの不満や怒りは直接的には自治体職員に向けられても、実際は政府や県に対するものも多くあります。自治体機関の窓口は、被災者・住民にとっては政府への窓口なのです。

被災住民から不満や怒りをぶつけられたり、ストレスのはけ口の対象になったりする場合もあります。その結果、被災住民の体験を追体験してしまう場合もあります。

しかし立場は違っていても共有できる問題、共通の課題もあります。要請・要望は理不尽なものなのか、不満・怒りは制度上の限界に対してか、改善が可能なものか、単なる愚痴、ストレス発散なのかを見極める必要があります。

制度上の問題で限界がある場合は、拒否をするのではなく、要請・要望を上部機関に報告して検討してもらうと告げるだけでも被災者の納得度は違ってきます。制度上不可能なことに対しては、共感しながら説明することが必要です。そうしないと余分なトラブルを拡大するだけです。トラブルが発生したら部署全体のトラブルと捉え、対処を検討する必要があります。

復興に取り組む部署ごとの定期的会合では、被災者からの要請・要望、抗議も議論し、部署全体で改善策や回答を作成する必要があります。その中には貴重な意見もたくさん含まれています。

多忙だから、面倒くさいからという理由で被災住民の要望・要請に〝官僚〟、〝お役人〟として対峙して業務を急いでも復興を推進したとは言えません。業務上のストレスを被災者を犠牲にして解消しただけです。今回の震災後でも、行政が提案した計画案が被災者にとっては不便、不自由だと拒否される事態も起きています。

長時間労働と過重労働がのしかかる支援者は〝小さな政府〟の被害者でもあります。しかし被災者からの被害者ではありません。復興は被災者と救援者が共同で仕上げるものです。

心身不調は、災害という異常な事態への正常な反応です。体調不良者をなくすことはできませんが、減らすことはできます。

大きな災害体験を乗り越えようとして頑張っている被災地の復興支援に関与しながら、減らす努力を怠った結果、新たな被災者・二次被害が生み出すとしたら真の復興と呼べません。

〝震災に負けない〟ということは、復興にたずさわったすべての関係者が大切にされ、被災者も救援者も支援者も遠くから思いを寄せた人たちも、お互いに尊重され、希望を共有し合える社会を創り上げていくことです。

《何よりあの震災を生き延びたのだ。我々は生きなければならない》

〈目標を設定して方向を決定〉

目標を設定して社員全体で取り組んだ民間企業の復興の記録です。組織を機能させ、労働者の使命感が果たされました。

東日本大震災で地盤沈下もあって工場が水底に沈んでしまった日本製紙石巻工場の復興記録が出版されました。佐々涼子著『紙つなげ！　彼らが本の紙を造っている　再生・日本製紙石巻工場』（早川書房、二〇一四年）です。

三月下旬、幹部は社宅の一室に集まって対策会議を開催しました。

倉田工場長が話を始めます。

「だんだん不安や疲労で、従業員たちは疲弊し始めている。モチベーションを保つには具体的な目標を設定することが必要だと思うんだ」、「まず、復興の期限を切ることが重要だと思う。全部のマシンを立ち上げる必要はない。まず一台を動かす。そうすれば内外に復興を宣言でき、従業員たちもはずみがつくだろう」

課長たちは思わず身を乗り出します。

「そこで期限を切る。半年。期限は半年だ」

今度は一同唖然として、驚きのあまり声も出ません。

関西出身の技術室長は反射的に〈アホか、おっさん！　できるか！〉と心の中で叫んだと言います。

原動課長は「勝手に言ってろ、という感じですよ。できるか、と」。

電気課長は「無理。絶対無理」

上司の命令に逆らえないサラリーマンたちはそれぞれ本音のところで思っていました。

〈どうせ絵に描いた餅だ。言わせておけ。そもそもこんな無理な工期で、目標が達成できるはずがない。きっとどこかの課が遅れてくれるだろう。他の課が大幅に遅れてくれさえすれば、工場長もさすがに無謀な目標の設定自体を見直すに違いない。とにかく自分のせいで会社がおかしくなるのだけは避けたい。誰か他の課が勝手に遅れてくれれば、計画が無理だとわかるはずだ。頼む、誰か早めに派手にこけてくれ〉

しかし技術室長は、自分たちの置かれている立場を痛切に理解します。〈確かにそうだ。早期に立ち上げなければ、この工場はおかしくなる。工場がおかしくなれば、日本製紙もおかしくなってしまう。倉田の言うように、とにかくやらなければならない。この会社の運命は自分たちの肩にかかっている。ほかの選択肢はない。しかし……〉

工場長は後に述べています。

「もともとかなり無理な計画でしたから、できないのならできないでかまわないと思っていました。しかし、私がこうやって目標を設定してやらないと、工場がどこに向かって走っていっていいか、わからないでしょう?」

〈復興作業は駅伝〉

四月一日から「半年後にマシンを一台動かす」という目標に向けた作業が開始されます。復興のためにまずやらなければならないのはボイラーとタービンへの送電線の設置です。その次が設備です。

〈アホか、おっさん! できるか!〉の技術室長が語っています。

「これは駅伝だと思いました。一旦たすきを預けられた課は、どんなにくたくたでも、困難でも、次の走者にたすきを渡さなければならない。リタイアするわけにもいかず、大幅に遅れてブレーキになるわけにもいかない過酷な長距離です」

ボイラーを担当するのは原動課です。ボイラーが稼働しなければマシンは立ち上がりません。復興作業は瓦礫撤去から始まりました。工期に余裕のある課は休みも取っています。

原動課長は従業員を集めます。

「みんな聞いてくれ。毎日瓦礫処理は大変だろうと思う。疲れてもくるだろう。でもこれだけは約束してほしい。決して課員の悪口を言うな。被災している人もたくさんいる。家族が亡くなっている者も、家が流された者もいる。それぞれ人によって事情があるんだから、誰かが出てこられなくても文句を言うなよ。それから、よその課はまだ工期に余裕がある。彼らの悪口も言うな。出てこられない人の分までカバーして、みんなでもう一度タービンを回そう。あの煙突にも一度、白い蒸気を上げよう」

工場の復興は、自分たちの力で唯一手に入れることができる未来でした。


八月十日、半年復興まであと一カ月。六号ボイラーに火が入れられました。煙突から白い水蒸気が力強く上がりました。復興ののろしです。

工場長は常に「やっていいことと悪いことを見極めろ。『安全を忘れるな』、どんなことがあっても絶対にけがをさせるな」と強く言っていたといいます。

工場長は自分に誓っていたことがありました。〈死亡事故を起こしたら辞任する。人命

に比べれば、スピードなどなんの意味もなかった。何よりあの震災を生き延びたのだ。我々は生きなければならない〉

そして震災から一周年の三月十一日直前の九日にもう一台を稼働させます。永遠に終わらないのではないかと思っていた復旧作業が、終わろうとしています。〈さあ、また忙しい日々が始まる……ここがゴールじゃない。これからだ〉

グリーフケア 3

心の傷を癒すためには、希望を見出だすことが必要

二〇一二年六月二十九日、上智大学グリーフケア研究所主催の「東日本大震災グリーフケア・セミナー」が開催されました。パネルディスカッションでのパネラー高木慶子グリーフケア研究所長の報告です。

悲嘆者への支援はどうしたらいいのでしょうか。まずは、悲嘆者に寄り添うことです。人は「存在を認めてほしい」というそれぞれの、その叫びに寄り添うとは、その人たちの全面を受け入れることです。

なぜ寄り添うのか。悲嘆者は自分の存在を認めてほしい、どれ程の苦しみにあるかありのままの自分を受け入れて欲しいという叫びを持っています。これを評価しないで丸ごと受け入れることが必要です。人は話すことによって、気持ちが落ち着き、心が平安になります。考えがまとまり、整理がつきます。そうすると生きる力と意味が湧いてきます。そして、災害で受けた心の傷を癒すためには、希望を見出だすことが必要です。

寄り添う側は、被災者から強い怒りの感情を向けられることがあったら、

・自分に向けられたものだとは思い過ぎない
・災害に伴うストレス反応として理解する
・やり場のない怒りとして理解する。感情的に巻き込まれて弁解しない
・怒りを当然の気持ちとして受け止める
・後で誰かに話を聞いてもらう

ことが必要です。悲しみや無力感に圧倒されたら、

・感情を表すことを躊躇しない
・「傍らにいること」の意義を思い出す
・二次被害であることに気が付く
・休息をとる

ことが必要です。被災者の置かれている状況に「共感」したなら生じる当然の感情です。

このような心情に至ったら、自分は心優しい人間だと、自分自身を褒めてあげましょう。

教職員の惨事ストレス

阪神大震災の時、『泣き虫先生』のクラスではストレスの回復が早かった

〈被災地では依然、疲れや不眠を訴える声が多い〉

二〇一三年七月九日の『岩手日報』に「県内教職員八八人休職　昨年度、六割超が精神疾患」の見出し記事が載りました。

県教委の発表です。昨年度（二〇一二年度）の県内の教職員の休職者は八八人で、うち精神疾患を原因とする者が六割超の五四人に上ります。異動が精神疾患につながるケースが多いのが特徴です。

昨年度の休職者は前年度比一九人減。うち精神疾患が原因の者は同一六人減。精神疾患による休職者五四人のうち半数以上は二年以内に異動経験があったといいます。

昨年度末までの震災に起因したトラウマ（心的外傷）やフラッシュバックなどによる療養者（病休者、休職者）は計一四人。

現在、療養者はいないが、職場復帰した者がいる一方、退職者もいます。震災から一年が経過しましたが、被災地の教職員からは依然肩こりや疲れ、不眠、意欲低下などを訴え

る声が出ているといいます。

雑誌『女も男も』（労働教育センター発行）二〇一三年春・夏号は「被災地教職員・自治体職員の震災後ストレスと心のケア」を特集しました。そのなかで日教組執行委員の向明戸静子さんは「被災三県の病気休職者数の推移」を図表で報告しています。

岩手県に限れば二〇〇九年度が病気休職者数一〇八人、うち精神疾患による休職者数七八人、二〇一〇年度がそれぞれ一〇六人と八〇人、二〇一一年度が九六人と六二人です。この流れを見る限りは減少と言えます。

しかし問題は別に存在しています。「被災三県の定年前退職者数」（二〇一一年度末）の図表は、岩手四三人、宮城二六人、福島六〇人となっています。

福島の六〇人について、別稿で福島教職員組合女性部長の菊池ゆかりさんが詳細を語っています。

「定年前退職者も、震災後は若い人が例年よりも増え、女性もやはり多くなっています。二〇一一年度末退職者（一一三人：組合員）のうち、定年退職者が五三人、定年前退職者は六〇人です、定年前退職者のうち、女性が八六・七％、男性は一三・三％と女性が圧倒的に多く、四五歳前の若年退職者が一二人と二割を占めているのが目を引きます。

退職理由としては、震災・原発を挙げている人が一三人、体力や気力がもたないという人が二四人です。気力が持たないという人は五五歳～五九歳に多く、これには免許更新制度の影響も考えられます」

「体力や気力がもたない」は、「体力・健康」、「気力がもたない」がそれぞれ一二人です。例年、定年前退職者は女性が七〇%でしたが急激に増えています。

精神疾患で体調不良になった者が復職を望まないで退職していると思われます。

〈教職員も被災者〉

被災地の教職員は被災者であると同時に支援者の任務を負います。

自治体職員、教職員、医療関係者、ボランティアは個人で判断しなければならない事態も多く、期間は長期に及ぶこともあります。

宮城県女川第一中学校は、震災後全学年で国語の時間に俳句づくりをしています。朝日新聞の小野智美記者は教師から見せられた句と関係者を取材して本にしました。

小野智美編『女川一中生の句　あの日から』（はとり文庫）の中の一句です。

ただいまと　聞きたい声が　聞こえない

自分の家族は無事だったけど友だちの心中に思いをはせて詠んだといいます。指導している先生も小学生の次女を津波で亡くしていました。提出する時、先生を苦しめるのではないかと思いを巡らしましたが、悲しみをたくさんの人たちに伝えたいという思いの方が大きかったといいます。

二〇一一年十一月二十九日の『河北新報』に「震災でストレス　教職員三割うつ　宮教組・小中学校調査」の見出し記事が載りました。

宮城県教職員組合は九月と十月に管理職を含む一万三〇〇〇人を対象に「教職員の生活・勤務・健康調査」を実施し、三三〇〇人から郵送で回答を得ました。

精神面の健康を調べるチェックシート（全二〇項目）による自己評価の結果は、「中程度の抑うつ傾向あり」七・三%、「軽度の抑うつ傾向あり」二三・二%です。「中程度の抑うつ傾向あり」は、被災地の石巻支部（石巻市、東松島市、女川町）では一一・一%となっています。

震災後に被災地のほとんどの学校が避難所になりました。回答者の四割・一三二五人が避難所の運営に携わっています。具体的には、「支援物資の受付・保管・配布」六八・八%、「水汲み・トイレ掃除」六七・六%、「学校管理のための泊まり込み」五六・五%、「食事の世話」五五・〇%。この他に「深夜警備」、「犠牲者の搬送」、「高齢者の介助」などもありました。

学校に泊まり込んだ日数は、「三日以内」三〇・六％、「十日以上」一一・八％でした。「十日以上」は石巻支部では三四・八％、迫支部（登米、気仙沼市、南三陸町）で二三・五％に及びます。


本来の教職員にとっての職場が避難所となって被災者に〝占領〟されています。施設の管理者ということもあり、住民にとって教職員は常にいるのが「当たり前」という期待の目線があります。救援活動の責任者にされたり、泊まり込むこともあります。被災者からの要望やクレーム、相談対応も任務となります。まさに教職員なしでは避難所は維持されませんでした。

その一方で児童生徒と家族の安否確認、相談や激励などに休日なしで二四時間対応します。はじめて体験することばかりです。しかし依存されるなかで気を休めることができず、感情も表に出せません。

被災者や児童・生徒に心を寄せる人たちは大勢いますが、被災者でもある教職員に対しては多くありません。

授業再開に際しては、施設が使用できないなど教育環境が大きく変わった中で行われました。亡くなった児童・生徒がいる場合もあります。家庭や家族の状況も大きく変化しています。教職員はそれらをすべて受け止めなければなりません。

無我夢中で業務を遂行した後、異動など環境の大きな変化を経ると初めて現実を捉えかえすことができたりします。フラッシュバックが襲います。そうすると一気に疲労とストレスが発生し、拒絶反応が出てきたりします。


〈『泣き虫先生』のクラスはストレスの回復が早かった〉


精神科医の中井久夫さんが阪神・淡路大震災の時の経験を書いた『災害がほんとうに襲った時』（みすず書房）から抜粋します。

「突然、避難民をあずかる羽目になった校長先生と教員たちの精神衛生はわれわれの盲点であった。校長先生たちはある意味ではもっとも孤立無援である。避難民には突き上げられ、市にはいっさいの人員援助を断られ、そして授業再開への圧力がある。災害精神医学というものを曲りなりにも知っていた精神科医とちがって、校長先生たちは災害においてこのような役割を担おうとは夢にも思っておられなかったはずである。……

やはり人間は燃え尽きないために、どこかで正当に認知 acknowledge され評価 appreciate される必要があるのだ。……

弱音を吐けない立場の人間は後で障害が出るという」

二〇一一年四月三十日付の『毎日新聞』（三三頁参照）に「心に傷負う子供も接する教

員もケア」の見出し記事が載りました。岩手県教委は県内の臨床心理士六人らと兵庫教育大大学院の冨永良喜教授をスーパーバイザーに迎えて構成される「こころのサポートチーム」を作って支援を開始、四月十三日から教職員を対象に研修を実施しました。

そこでは児童生徒の受け止め方や接し方についての講義と質疑応答が行われましたが、教職員自身の健康管理についても話が及びました。

「先生も肩の力抜いて

研修では講義だけでなく、心身をリラックスさせる『実技』にも時間を割いた。『子供を元気づけるには先生が元気でいることが大切』（県教委）だからだ。県教委によると、同県沿岸部の公立小中高校の教職員約二五〇〇人のうち約二割が、家屋に被害を受けた被災者でもある。

（臨床心理士の）佐々木さんの指導で、両腕を上に伸ばしたり、肩を上下させたり、座った状態で足を伸ばしたりするたびに『あー』『はー』と気持ちの良さそうな声がもれ、それまで緊張感や疲労感が漂っていた教員の顔に初めて笑みが浮かんだ。

『笑っちゃいけないと思っている人がいるかもしれないが、それは間違い。力を抜く時に抜かないと、力を入れる時に入れられない』。佐々木さんはリラクゼーションの大切さを説く。阪神大震災の時、感情を素直に出し『泣き虫先生』と呼ばれた教員のクラスではストレスの回復が早かったという」

〈「できないことはできない」と自分の心に言い聞かせる〉

二〇一一年五月一日付の『朝日新聞』（二四頁参照）に「心のケア　まず先生から」の見出し記事が載りました。

「宮城県石巻市には四月七日から、秋田県教委から養護教諭らのチームが派遣されている。一チーム三泊四日で、五月末まで計一一チームが現地入りする。

子どもを直接ケアすることよりも、地元の養護教諭を精神的に支え、子どもと向き合う時間を増やしてもらうことに重きを置く。

三月下旬に先遣隊が現地入りしたときのこと。宿舎に夜、地元の養護教諭が訪れて胸中を打ち明けた。学校に泊まり込んでいて、避難所に暮らすわが子を抱きしめてあげられないこと。安否不明の児童を捜したくても学校を離れられないもどかしさ。ひとしきり話すと『少し楽になりました』と帰って行ったという。

聞き役になった秋田県の小野敬子教諭は『先生はいつ倒れてもおかしくない状態だった。子どもたちのためにも先生を支えることが最優先とわかった』と振り返る」

続けて、四月初めに石巻市で講演をした国立国際医療研究センター国府台病院児童精神科の岩垂喜貴医師の発言を紹介しています。

「多くの先生たちは、避難所の運営や学校再建に忙殺され、自宅や学校も被災して、児童生徒のケアに全力をつぎ込めない無力感に駆られている。

『こういう時こそ〈できないことはできない〉と自分の心に言い聞かせることが大事。完璧じゃなくていい。〈中途半端にやる力〉が、長い目で見たらとても大切』……『イライラや落ち込みを隠して子供たちに接しようとするのは難しい。無理に前向きになる必要もない。子どもにとっては先生がいてくれるだけで治療的な意味があるのです』」

〈つらさや悲しさを一緒に分かち合う〉

日教組執行委員の向明戸さんは、東日本大震災が発生した時は岩手県で勤務していました。『女も男も』に書いています。

「心配なのは、つらさやかなしみを内に閉じ込めてしまうことで、きもちがパンクしてしまわないだろうかということ。バーンアウトが心配されます……。

では、今の被災地教職員に必要なケアはどういうものでしょうか。話して楽になる、という体験はだれしもあると思います。まずは、自分一人で抱え込んでいたものを、同じ被災体験をした者同士で、つらさや悲しさを一緒に分かち合うことです。このような同じ体験、同じ境遇の人同士で、お互いの話を聞き合うことを『ピアカウンセリング』と言いますが、自分の気持ちを理解してくれる相手だからこそ、話せることがあります。ピアカウンセリングであれば、自分自身の気持ち、今の精神状態と向き合うことができるのではないかと思います。

子どもの心のケアと同様に、この人なら話しても安心という相手が、大人のケアにも必要です」


兵庫教育大大学院の冨永良喜教授も寄稿しています。冨永教授は、子どもたちへの心のサポート授業の内容は教師支援にもつながるといいます。

「心の中には、過去のさまざまな記憶の箱があります。トラウマの記憶は、凍りついた記憶の箱にたとえられます。思い出そうと思っても記憶の箱のふたが凍りついていて開かない。でもちょっとしたきっかけで、氷が解けて、箱の中のことがわーとよみがえってきて苦しくなります。

そんなときは、二つのステップで乗り越えましょう。

ステップ1はコントロールです。自分の心とからだにどんな変化が起こっているかチェックして、有効なコントロール方法を知ることです。ふっとつらいことが浮かんで眠れないとき、『考えないようにしよう』ではなく、額に一度力を入れて、そしてふわーっと力を抜いてみましょう……。

少しコントロールできるようになったら、ステップ2です。何があったのか、じぶんはその時何を考え感じたのか、スクリーンを浮かべて、自分から思いだすのです。それはとてもつらいことですが、むしろ記憶の箱を整理でき、もう、わーっと思い出してつらくなるということがなくなるのです。

そして、じぶんが体験したことを、文章にしたり絵に表現して、他の地域の人たちや次の世代の人たちに語り継いでいくことです。語り継ぐ防災教育に繋がっていきます。

トラウマケアで最も難しいのが、『回避』への対応です。『あのことは話したくない』『あのことを思いださせるような場所には行かない』『追悼の行事はつらいことを思いだすので参加したくない』『陸に打ち上げられた巨大船を見ると思いだすので早く撤去してほしい』――人は、避けることで思い出さない対処をしています。

しかし一方、避け続けることが、結果としてつらい記憶をコントロールできない要因のひとつにもなるのです。そこで『回避』を尊重しつつ、それぞれのペースで、少しずつ記憶に向き合うチャレンジをどのように進めていくかがトラウマケアのポイントになります」

「（心の）災害は忘れた頃にやってくる」

徳島県教育委員会は、パンフレット『こどもが安心できる　毎日のために』を発行しています。子どものためにだけではなく教職員の惨事ストレスにもページを割いています。

「休憩をとることは決して『自分勝手』なことではありません。災害後の子どもへの支援は長期にわたります。短期集中でエネルギーを放出し、枯渇してしまわないようにしてください。また、教職員が休むことは、『先生も自分と同じ』と子どもが安心するきっかけとなることもあります。大規模災害で全く休める状態ではないと思える場合は、学外者や支援の対象者がいない、教職員のための休憩スペースなどを準備するといいでしょう。また外部からの支援者が校内にいる場合は、遠慮なく連携し、一人で抱え込まないようにしましょう」。

これらのことを理解し、手法を行使するためには相互理解と日常的な心身のゆとりが必要です。忙しい中ではお互いへの機会保障です。

阪神・淡路大震災についての神戸市教育委員会の調査では、九八四七人の教職員のうち、死亡一一人、家族の死亡三九人、負傷一〇五人、家族の負傷一二〇人でした。家屋が全壊・全焼が八六七人（八・八％）、半壊・半焼が一二三一人（一二・五％）、一部損壊二七六三人（二八・一％）です。

しかしまさに生き残った教職員は、自分らの被害を隠し、対応を後回しにして、避難所となった職場で救援者としての任務に従事しながら学校運営を行いました。

「兵庫県精神保健協会　こころのケアセンター」の岩井圭司医師は、震災から二年二カ月後に阪神・淡路大震災の被災地内外に勤務する兵庫県下公立学校教職員の個人的被災状況・震災後の業務内容と心理学的評価について「教職員のメンタルヘルス調査」を実施しました。

「震災から本調査の実施時点まで二年二カ月の時間が経過していたが、調査時点でなお、震災時に深刻な被害を受けた者・震災後過酷な業務に従事した者で精神健康の低下が見られた。女性は男性に比して強いストレスをこうむっていた。被災地に勤務する者の一〇〜二〇％でＰＴＳＤが強く疑われた。また、被災していない者も、一般人口に比してかなり高度なストレス状況にあった」

「今回の調査は、震災後二年以上を経過した時点において実施されたものである。そのため、震災後早期に行われた同種の調査とは違い、災害の長期的な心理的影響をみるのに適したものとなっている。従って、今回の調査から『震災後の業務内容よりも個人的被災状況の方が精神健康に与える影響が大きい』ということがいえたとしても、それは震災後のあらゆる時期にもれなくあてはまるということではない。

しかし、災害をはじめとする心的外傷事件による精神健康の低下においては、その予後ないし全般的な重症度は、急性期の重症度としてよりも回復の遷延というかたちで出現することがこれまでの研究でしられている。また、被害の軽重は、急性期のある時点における横断的な重症度よりも慢性期の重症度と相関することが多い」

「（心の）災害は忘れた頃にやってくる」です。

東日本大震災の被災地においても留意して対策を進める必要があります。

阪神・淡路大震災での対応と東日本大震災とで大きな違いがあります。

阪神大震災の時、兵庫県は震災三カ月後から、心のケアに専門に当たる教育復興担当教員（その後、心のケア担当教員と名称変更）を最大一六三校で二〇七人配置しました。しかし東日本大震災ではスクールカウンセラーです。

スクールカウンセラーとはどのような存在なのでしょうか。文科省は安易に「専門家」に頼っていないでしょうか。

〈スクールカウンセラー〉

野田正彰（関西学院大学教授）著『共感する力』（みすず書房　二〇〇四年刊）によれば、一九九五年に「スクールカウンセラー活用調査研究」と位置づけられて「心の専門家」の派遣事業が開始されたということです。いじめ、不登校、自殺、暴行傷害殺人などに困惑する文部省と、臨床心理士の職域を拡大しようとする一部の臨床心理学者の思惑によって推進されました。

「私はスクールカウンセラーの導入は止めるべきだと思う。こどもを抑圧する教育システムのなかに、さらなる矛盾を投入しても、何もよくなりはしないからである。教師は学習指導要綱にもとづく教科教育、心はカウンセラーという二分は、生徒と教師との交流をさらに限定していくだけである。子どもたちは、勉強と心という非人間的分離が大人社会の管理の思想であることを察知するだろう。
さらに、生徒の学校教育、先生、大人社会への疑問、失望、怒りなどが、十分に臨床経験のない臨床心理士たちによって歪められていく危険がある。外部への疑問や怒りを抱いても、カウンセラーによって『あなたはそう感じるのね』と切り返され、自分の気持ちの持ち方の問題にすり替えられてしまえば、ますます青少年の精神は内向し、出口を失う」

〈「専門家」のテクニックは必要ない〉

文部科学省は「勉強と心という非人間的分離」が行われることに疑問を感じません。教師には勉強＝学習指導要綱に基づいたテストの高得点獲得のためのテクニック指導しか望まないからです。そして震災や事件・事故に遭遇した児童・生徒の「心」への対応が必要になると「専門家」のテクニックで対応させます。児童・生徒の人格は問題にされないのです。だから簡単に分離できるのです。
文科省は、児童・生徒を人格を持つ個と見なしていません。ましてや教師をも見なしません。ただ教師を批判するとき、児童・生徒を盾に使います。人間がばらばらになっている隙に「専門家」がはびこり、さらにばらばらにしていきます。教師の業務負担を本質的に軽減することにはなりません。

「心のケア」ができる力量を備えた教師は必要ですが、教育に介入する「専門家」のカウンセリングのテクニックは必要ありません。今回のような事態に対応するには、まず児童生徒一人ひとりに目が届くだけの教師の人的配置体制が必要です。「心のケア」は教師への研修などで補強させる必要があります。そのためにも退職した教職員の活用をこそ検討される必要があります。日常的学校教育は「臨床現場」でもあり、教師はカウンセラーも兼ねているので下地があります。その方が協働でき、教師間のゆとり保障と「心のケア」も可能となります。

「痛みある心」は児童・生徒も教職員も持っています。それを癒すのは「痛みある心の裡」をも共有している人たちとの人間関係です。

グリーフケア　4

癒されるには一〇段階のプロセスがある

Griefとは「深い悲しみ」の意味です。『すばらしい悲しみ　―グリーフが癒される一〇の段階―』（地引網出版）の著者G・E・ウェストバーグは、五つの特徴があるといいます。①身体的苦痛、②死への願望、③死への願望、④罪責感、⑤行動様式の喪失、です。そして癒されるには一〇段階のプロセスがあるといいます。一〇段階は、喪失（肉親・知人などの死・家屋や財産の消失）に立ち向かうにあたってはほとんどの人が立ち向かわなければならないプロセスです。すべての段階を通る必要はないし、順番通りである必要はありません。

第一段階。ショック状態に陥る。

ショック状態とは、悲しみがあまりにも大きい時、その悲劇的な体験に反応して一時的に感情が麻痺してしまうことです。一時的な現実逃避です。周囲の者の対処方法は、すべてが崩れ去った時に対応できるようその人のそばにいてあげることです。できることを可能な限りさせることは癒しになるので取り上げないことです。

第二段階。感情を表現する。

感情をいたずらに封じ込めることは、自分自身を傷つけることです。感じた悲しみを表現することが必要です。気恥かしい場合には、一人になり、自然に出てくる感情に身を委ねます。

第三段階。憂うつになり孤独を感じる。

感情を表現した結果、ひどい憂うつと孤独を感じるようになります。周囲の者はそっとそばにいてあげます。「放っといて」という反応でも通常、本心は違います。心が平安になり、心配が本物であると理解したなら援助は大きな進展を見せます。

第四段階。悲しみが身体の症状として表れる。

悲嘆を原因とする身体的な症状が現れるのは、一〇段階ある悲しみのプロセスのある段階で止まってしまっています。その段階に含まれた感情的な問題を乗り越える手助けを周囲の者がしない限り、病気は回復しません。

第五段階。パニックに陥る。

喪失を体験するとき、そのこと以外に何も考えられなくなってパニックに陥ることがあります。悲しみの時に何事にも集中できないのは、悲しむことと同じくらい自然なことです。パニックでさえ普通のことだと知ると心の安らぎを得ます。喪失以外何も考えられない時期を乗り越えるためには、今までとは違った新しい人間関係を築く必要があります。

第六段階。喪失に罪責感を抱く。

「正常な罪責感」と「神経症的な罪責感」があります。「正常な罪責感」は、社会的基準で考えて気が咎めるようなことをしたり、なすべきことをしなかったりしたときに感じます。「神経症的な罪責感」は、個々の問題によって生じる実際的な関わりとはまったく不釣り合いな罪責感を抱いてしまうものです。罪責感をそのままにし、自分自身の感情が理解できずにいると、惨めな状態が続き、悲しみを原因とする様々な身体的症状に悩まされます。罪責感に向かい合いことは大切なことです。恐れず、恥ずかしがらずに周囲に語ることが必要です。

第七段階。怒りと恨みで一杯になる。

少しずつ憂うつから抜け出していくと、これまで自分では気付いていなかった怒りや恨みなどの強い感情を表現できるようになります。これらの感情は人間にとって普通です。しかし恨みは健康的な感情ではなく、それに心を支配されるなら、有害なものになります。にもかかわらず、恨みは、悲しみが癒されるプロセスの正常な一部分です。人間は、責任を負うべき人をいつも探しもとめています。

第八段階。元の生活に戻ることを拒否する。

悲しみを癒す作業によってすっかり元気を取り戻し、日常の生活に戻りたいと本気で願っていても、心の中の何かがそれを拒否します。自分の体験した喪失が何か特別のものであり、それがどれだけ大きなものであったか他人には全然わからないと感じているのです。周囲の者は他のことをしゃべっていて、自分一人が悲しみの中に取り残されているかのようです。誰かが、それを覚えていて挙げなければなりません。「何もなかった」という状態に戻してはならないのです。さらに、元の生活に戻ろうと試みる時、それが耐え難いほどの痛みを伴うものであることを知ります。そこで、新しい状況に対処して戦うよりは、悲しみ続けることを求めます。新しい予測不可能な世界に身を置くより、悲しみの中にいた方が快適なのです。慣れ親しんだ状況にとどまっていたいのです。愛した人の記憶が薄れないように助けてあげて、お互いに関心を表しあうことは友人の務めです。

第九段階。徐々に希望が湧いてくる。

周囲の者からの愛情を受けていると、自分の考えの非現実的な部分が見えやすくなり、「生きていてよかった！」と思えるような人生に一歩近づきます。そして、他のあらゆる人生経験も、再び意義あるものになってきます。

第一〇段階。現実を受け入れられるようになる。

人は深刻な悲しみの体験をすると、まるで違う人のようになります。その出来事への対応次第で、以前よりも強い人間にもなれば弱い人間にもなり、心が健康にもなれば病むこともあります。

悲しみを癒す作業を一人ですべきだという考えは誤りです。周囲の者は「悲しみなさい。しかし、他の望みを持たない人々のようにではなく」と言います。現実を受け入れようとしはじめると、現実世界を恐れる必要などないということに気が付きます。「素晴らしい悲しみ」です。

報道人の惨事ストレス

アピール　新聞記者の震災記事が書けないという思いは〝記者魂〟があるから

東日本大地震は未曽有の出来事です。

私たちは、突然、想像つかない残酷な光景を目の当たりにしました。

目の前一面を埋める直前までの生活手段が押し潰されて流された瓦礫……、泥にまみれた遺体、彷徨う住民……

命拾いをし、寒い避難所で我慢を続ける老人、恐怖に縮こまる子供たち……

彼らが生活を取り戻すにはどれくらいの年月を要するのか。まずは何から始めたらいいいのか……


この場に立つとき、誰もがただ呆然とします。見たまま、聞いたままを文字にしようとしても手が動きません。シャッターを押すことが出来ません。

冷静さを失い、事態を伝える言葉が見つかりません。

しかし伝えることが課せられた業務です。

とにかくメモをします。それを続けます。それしかできませんでした。伝えなければならないことの、ほんのわずかでさえも伝えられません。無力感が襲います。被災者に申し訳ないという自責の念に駆られます。


「ナチスの収容所の現実について証言することができるのは、まさにその恐怖に立会い、生き残ったムーゼルマンだけだが、しかしまさにそれがゆえに、彼は何ごとも語ることができない」

「ヒロシマを見た者は広島を語ることはできない」

まさに誰にも、〝証言の不可能性〟があります。


今回の震災の記事を奮闘して〝みごと〟に書くことが出来た記者がいたら、彼は甲子園大会の感動記事も、殺人現場の悲惨な記事も、どんな場面も〝みごと〟に書くことでしょう。

しかし読者は〝みごと〟に共感し、理解するのではありません。そこで起きた事態とそれを伝える「人間が書いた記事」に共感し、事態を理解するのです。それこそが新聞の持つ役割です。

寒さの中で彷徨《さまよ》う被災者の姿、遺体に手を合わせながら、記者も心身ともに彷徨いながら書くから、少しは真実に迫ることが出来るのです。被災者が顔を向けてくれるのです。

〝証言の不可能性〟の事態においては、だれも〝みごと〟に書けないのです。

新聞には連日、たくさんの知識人、中には文章を書くことを生業としている人たちが震災についての文章を寄せています。冷静に読んでみるとその方たちの文章は、抽象的です。失礼ながら拙《つたな》いです。このような事態に対応する文章はやはりだれも書けないのです。

記者は、時には冷酷でなければなりません。しかしそうできない時もあります。まさに今回の事態がそうです。なぜなら、記者は人間であり、正義感を抱き、本質的に優しいからです。優しさを失っては、平時でも記事は書けません。

書けなかったという悔しさ、空しさに襲われるのは、伝えなければならないという〝記者魂〟を持っていたからです。その思いに被災者は喜び、感謝するでしょう。

一九四五年八月六日、広島に原爆が投下された市街地を中国新聞社のカメラマン松重美人さんは歩き回りました。その時のことを振り返っています。「御幸橋西詰の警察官派出所のところに、十数人の被災者が応急処置を待っているようすに気がつき、その辺へ近づいて行きました。市の中心部や鷹野橋周辺で被災した人が、やっと御幸橋西詰まで避難してきました……。

私の目の前に見るこの光景に、カメラを向けることは、耐えがたい苦痛でありました。しかし現実にみるこの地獄絵図を後世に残し伝えるには、写真以外にはないのです。ましてや、この場でカメラを持ち、その特権を与えられているのは自分ひとりなのです。それでも、カメラに手をかけましたが、どうしてもシャッターを切れないのです……。

シャッターを切ろうと思い、気は焦っても指が動かず、写せないのです。

このように苦しんでいる人々を果たして写すべきかどうか。長い時間、ためらいました。不思議と、どこからとなく『この惨状を写真にして、多くの人に伝えてほしい』と、呼びかけられているように思えてきました。それでもまだ、

『撮ろうか、撮るまいか』

と、迷いました。

そうした幻覚のうちに私の目は、ようやくカメラのファインダーに寄りました。

『火傷をしているみなさん、そこに横たわっている罹災者のみなさん。いま私はみなさんの死の苦しみにあるその姿を写真に撮りますが許して下さい』

と心でお詫びをしながらシャッターを切る姿勢に入り、

『よし、撮ろう』

と、御幸橋西詰の電車道路中央千田寄りまできて、ためらう間断のときをふりきり、一枚のシャッターを切りました。この一枚目のシャッターを切るまでに三十分はためらいました。

一枚シャッターを切ると、不思議に心が落ち着き、近づいて撮ろうと思うようになりました。

一〇歩（五、六メートル）ほど近づき二枚目を撮ろうと、ファインダーを覗いてみるとあまりにもむごく、涙でファインダーが曇りました。

死ぬか生きるかの人を、追い立てられる思いで切った二枚目のシャッターは、あふれ出る涙の証人の姿です。

体内に秘めている記者根生とでもいうか、アップでもう一枚と、被災者の集まる派出所前へ進みましたが、そこは死者、負傷者で埋まっていました。カメラを向けるには、あまりにも更にむごい惨状でした。

猛り狂う火災が近づき、安全な場所とはいえない真夏の路上に火傷で瀕死の身体を横たえる人たちに、

『すぐ、軍の救援隊が来ます。がんばってください』

と力づけ、その人たちの前を通り抜けましたが、まさにうしろ髪をひかれる思いでした。やっと、二枚目でも撮れたと思うと気合いが抜け、目的を果たした気持の反面、その場にいることのばつの悪さを痛切に感じたのです」（『なみだのファインダー』松重美人著、ぎょうせい刊）。

松重さんは被災者を正面から撮ることはできなかったとも語っています。

読者は、特に被災者は「人間が書いた記事」を待っていました。そして安らぎ、改めて悲しみ、勇気づけられたのです。

そして被災者や全国の心を寄せる人たちは思いを共有し、社会を動かしています。

そうはいっても現地を彷徨った一人ひとりの記者はもどかしさ、歯痒さ、むなしさが募り続けます。それを自分の力不足と受け止めたりします。書けなかった、伝えられなかったという思いがあります。伝えていない記憶や原稿がたくさんあります。

そのような思いで被災地を離れなければなりませんでした。

どんなに力を持つ新聞であっても、やれることには限界があります。その乖離は記者や新聞社の責任ではありません。

伝えなければならないのは、今だけではありません。

復興にはあと五年、十年、いや二十年かかるかもしれません。

その間、被災地の人々の営みと一緒に二〇一一年三月十一日をそれぞれの立場で伝え続けていかなければなりません。

自分しか目撃しなかったその瞬間を、誰かに伝えなければなりません。

重松さんの原子力の被害を繰り返してはならないという思いは、福島原発事故で裏切られました。この悔しさ、空しさをこそ繰り返させてはいけません。

五年、十年、いや二十年後の新聞が、苦闘の後の喜びの笑顔で飾るために、被災地、被災者を含めて、私たちの責任と任務は緒に就いたばかりです。

『冴えた眼から』

深川　宗俊

崩れかかった頭蓋に
無数の蛆《うじ》がうごめいている
皮膚は鉛黒色に焦げ
剥げて垂れ下っているところは赤黒く爛れている
あの日
熱線にさらされたお前は
焼けた野原で
その全裸を菰《まこも》の上に横たえていた

お前の美しかった面影がどこにあろうか
痛いとも言わず　泣きもせず
うつろ瞠《ひら》いた眼で　何かをさぐろうとしていた
何かを訴えようとしていた

「むごいのお　ひどいことをするのお
どうしてこがいにせにゃならんかいのお」
母はおろおろと　お前を見守るばかりだった
救護所も　くすりもない焼跡
ただ　おれの小便で傷口を洗ってやっただけで
他に処置のしようがなかったのだ

七日の昼すぎであったろうか
お前の眼が　空の一点をみつめて
急に冴えてきたのは
お前は　何も言わなかったけど
俺は　その眼からお前の戦争にたいする
せいいっぱいの抗議を感じた

今日もひろしまの空を
西に飛んで行く爆音を聞きながら
俺はペンを握りしめて

お前の　冴えた眼のことを
世界の
平和を愛する人たちに
告げようとしているのだ

（二〇一一・六・一）

グリーフケア　5

「津波てんでんこ」とは、津波が来たらほかの人のことは考えないで、別々に逃げろという〝教え〟です。もう一つ「津波残り」の言葉があります。津波に襲われて自分だけ残ったという忸怩《じくじ》たる思いを言います。
「津波てんでんこ」はまず自分が助かるということですが、その方が助かる者が多くなるということの体験からきているものです。しかしもっと深い意味が含まれているのではないでしょうか。死者等に対して〝助けられなかった〟という「津波残り」の思いを抱かせることから解放させるものでもあるのではないでしょうか。そして助かった命を大切にしていかなければならないということです。

毎　日　新　聞　　2011年（平成23年）4月4日（月）　13版　メディア　22

メディア

大震災と報道

直面した「死」 本質どう伝える

がれきの中で自問続け

新聞に載った1枚の写真に、胸を打たれることがある。長文の記事より多くのことを伝えることも。この大津波後の現場ではどうだったのか。「大震災と報道」特集は、写真部員の現場報告と合わせ、「読者に届けたい」の一心で困難に立ち向かった、新聞販売店の奮闘ぶりの一端を報告したい。

カメラマンとして

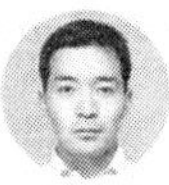
丸山博記者

「そのあたりでいっぱい死んでいる」。人々が口々に訴えていた。

震災発生翌日の12日早朝。私は仙台市宮城野区の蒲生地区に入った。約300戸の住宅街は消えていた。近くの小学校は2階部分まで泥だらけ。「地獄だ」。屋上で難を逃れた人たちが青ざめていた。遺体がそばにあるのに、消防隊員は生存者の捜索で手いっぱい。余震が続き、津波が次々に来る。目の前の七北田川では高さ1㍍ほどの波がはるか上流までさかのぼっていった。

午後、近くの仙台港に移動した。週末ににぎわうショッピングエリアの変わり果てた姿。トラックや建物の残骸が道路をふさぎ、両手に荷物を抱えた人の行列が続く。上半身裸の男性の遺体が、がれきの中であらわになっていた。人々は見向きもせず、先を急ぐ。私は男性の写真を数枚撮ったが、送稿はしなかった。

「自分の目で現実を見て、そのまま伝えたい」。そう考えた私は入社5年目、記者から写真記者になった。いまは仙台支局に駐在してこの街で暮らす。自分の街がこんなことになるとは。気持ちの整理がつかない。「もうこれ以上見たくない」とも思った。

翌13日。200人以上の遺体が見つかった宮城県東松島市に向かった。まさに震災前夜、最盛期のシラウオ漁を取材するため訪れた場所だった。自衛隊員が毛布に包んだ遺体を次々に運ぶ。私は遠くからシャッターを切った。他社のカメラマンは遺体を追いかけて行った。その先に何があるのかを、私は考えようとしなかった。「もう目が離れるから」などと自分に言い聞かせ、その場を離れた。

その日、同僚は「その先」で取材していた。泥まみれの遺体が並ぶ「安置所」の体育館。泣き崩れる遺族を写した写真は、今回の津波の本質を切り取っていたと思う。震災の本当の悲惨さは、街ががれきと化したことではなく、多くの人が死んだことにあるのだ。私は「死」から目を背けていたのだ。

この現場の本当の姿を伝えるにはどうしたらいいのだろう。一部の週刊誌は遺体そのものを掲載し、新聞にも載せるべきだという議論がある。だが、いまの私には分からない。私は最近、津波に襲われる夢を何度も見る。必死に逃げようとするが足が動かず、津波にのみ込まれそうになる場面で目が覚める。新聞の写真を見て読者が悪夢に襲われたらと思ってしまう。

ただ、写真は大切だと強く思う。震災発生から11日後の22日、宮城県石巻市の沖合にある田代島に自衛隊ヘリで入った。持参した新聞の写真を見た住民は、「こんなひどいのか」と絶句していた。10日以上情報源はラジオだけだったという。写真で見て初めて、各地の惨状が理解できたのだ。

発生から3週間たっても多くの人が遺体安置所を回り、肉親を捜し続けている。その一方で、少しずつ変化も見られる。宮城県気仙沼市の避難所。氷点下の気温となった朝、真水で黙々と洗濯する人がいた。加藤京子さん(58)。「冷たいと感じるのは生きている証しだっちゃ」と笑った。そのあかぎれの手を写真に収めた。

その夜、避難所の廊下で会った加藤さんは、私を覚えていてくれた。「あんた、ご飯ないんでしょ。ちょっと待ってなさい」と言って、配給されたクリームパンとトマトジュースを差し出す。「そんな貴重な物、もらえません」と固辞しても押しつける。「昨日ね、ボランティアの人の歌を聞いたの。物より心に感謝しようって。泣けちゃってさ」。小さな笑い声を残し、加藤さんは立ち去った。遠慮しつつパンをほおばる。クリームが口の中でとろけ、「うまいなー」と思った瞬間、涙がぼろぼろこぼれてきた。

人間ってなんだろう。命ってなんだろう。今まで何度も考えてきたはずのことを自問している。多くの理不尽な死に直面し、そしてそれでも生活を始めた被災者の姿。私はやはり、見なくてはならないと思う。見て、撮り続けなければと。

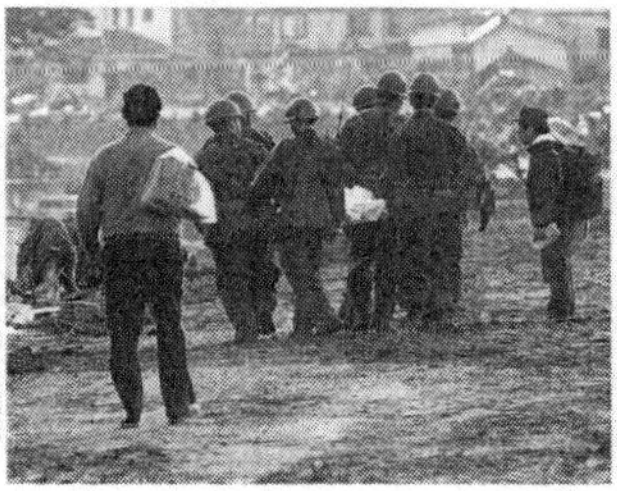
津波で倒壊した民家から運び出される犠牲者を見送る被災者ら＝宮城県東松島市野蒜で先月13日、丸山博撮影

待つ人の元へ 使命感

新聞販売店として

今回の大震災では、新聞販売店も被災した。届けるために最大限の努力をしても、届けられなかった店もある。思いかなって、1日も欠かさず配ることができた店もあった。

「肉親の行方が分からなかったり、家が壊れた従業員がいた。モノの不足より、精神的につらかった」。仙台市若林区河原町の桑折新聞店の桑折洋祐所長(55)はまず従業員を思いやった。同区など約3900世帯の配達を社員、アルバイトの計11人でこなす。震災当日の11日から、自分と従業員を奮い立たせて、停電の中、車のヘッドライトや懐中電灯で照らして折り込みチラシを入れる作業をした。普通は1時間で終わる作業が3時間近くかかった。

配達に使うバイクのガソリンはすぐに底を突き始め、スタンド前で10時間並ぶのは当たり前。所長自身は12時間並んだ。従業員が持ち寄るなどして自転車も使う。13日朝、「歩いてでも、新聞を配ろう」と発破を掛けた。新聞販売業40年の桑折所長には「配れないはずがない。こういうときこそ店の力が試される」との思いがある。届けられなかった日は、幸い一日もなかった。読者から「よく配ってくれました」と礼を言われ恐縮した。

福島原発の南方、福島県いわき市小名浜にある阿部新聞舗・毎日新聞小名浜販売センターの阿部浩治所長(38)は、目に見えない放射性物質に神経を使う日々だった。

忘れられない光景がある。300人以上が避難していた県立小名浜高校の体育館に新聞を届けたとき、60代くらいの女性からこう言われた。「いま私たちがどうなっているのか知りたい。新聞の情報は本当にありがたいんですよ」。明るい同校体育館で、その女性は疲れ果てていたように見えた。それでもねぎらいの言葉をかけてくれたのだ。同部所長は「皆さん正確な情報をほしがっている。この人たちのために届けなければ」と自分に言い聞かせた。

同センターが玉川支店との2店舗でカバーするのは、小名浜地域の約1万6000世帯。社員とパート計約50人が配達する。放射能への不安などから、市外に避難する市民も多い。普段の配達なら他紙の配達員とすれ違ったりするが、震災後は車も通らない。人けがまったくない暗闇のなかで、置き去りにされたような不気味さを覚えるという。まれに人家の明かりを見つけると、ほっとする。

配達ができなかったのは雨天の15日だけ。放射性物質を含んだ雨が心配だった。それでも阿部所長は、雨がっぱの首にタオルなどを巻きマスクと軍手を3枚ずつ重ねる"完全防備"で、朝刊を避難所に届けた。あの女性の言葉が胸にあったからだった。いまも戸別配達を続ける一方、市内4カ所の避難所に計約210部の福島民報と毎日新聞を毎朝届けている。阿部所長は「いまほど読者が新聞情報を欲しがっているときはなく、従業員は使命感、責任感だけでやっている。新聞を待っている人がいる限り、避難勧告が出るまで配り続けたい」と話した。【内藤陽】

（おことわり）次回のメディア面は18日に掲載します。

参考資料（引用等で紹介した以外）

・『消防職員の惨事ストレスとその対策』
武蔵野大学心理臨床センター　東京消防庁惨事ストレス対策専門指導員　笹川　真紀子『近代消防』二〇一一・一号・二号・三号連載

・「大規模災害時等に係る惨事ストレス対策研究会　報告書」
大規模災害時等に係る惨事ストレス対策研究会　総務省　平成二五年三月二五日

・パンフレット　漫画『もうひとつの闘い　～語ることができない消防士～』
パンフレット　漫画『消防士たちの参事ストレス　家族用手引き』
（財）全国消防協会　『ほのお』二〇一〇年八月号別冊

・『東日本大震災における被災自治体への応援職員の惨事ストレスとメンタルヘルスケアに関する研究』
河村咲弥　同志社大学大学院社会学研究科　辛淑玉（株）香科舎　西田一美　全日本自治団体労働組合　立木茂雄　同志社大学社会学部　同志社大学『地域安全学会梗概集』二〇一一・一一

・研究報告『被災地自治体職員が受ける心理的影響　?? 水害一六カ月後の保健師へのインタビューから??』
牛尾裕子　大澤智子　清水美代子『兵庫県立大学看護学部・地域ケア開発研究所紀要』Vol・一九　二〇一二

・『災害発生時に学校が置かれた状況とそれに伴う教師の心理』
小林朋子　静岡大学教育学部学校教育講座　『静岡大学教育学部研究報告（人文・社会・自然科学篇）』　第六一号（二〇一一・三）
・『教職員のメンタルヘルス調査 報告』
兵庫県精神保健協会　こころのケアセンター　主任研究者：岩井圭司（医師）（一九九八年三月）
他

おわりに

原稿を整理し、校正をしているときに広島市安佐南区と阿佐北区の土石流災害が報道されています。七六人の方が亡くなられました。その中には子どもを助け出そうとした消防士が一人含まれています。亡くなられた方々にお悔やみ申し上げます。

多くの方が避難所生活を送っています。少しでも早い復興を期待します。

二〇一一年三月二十二日のテレビで、宮城県気仙沼市立階上中学校の、十日遅れの卒業式の模様が流されました。

卒業生代表の答辞です。

本日は未曾有の大震災の傷も癒えない最中、私たちのために卒業式を挙行していただきありがとうございます。

ちょうど十日前の三月十二日。春を思わせる暖かな日でした。私たちはそのキラキラ光る日差しの中を希望に胸を膨らませ、通いなれたこの学舎を五七名揃って巣立つはずでした。

前日の十一日、一足早く渡された思い出のたくさん詰まったアルバムを開き、十数時間後の卒業式に思いを馳せた友もいたことでしょう。「東日本大震災」と名づけられる天変地異が起こるとも知らずに。

階上中学校といえば「防災教育」といわれ、内外から高く評価され、十分な訓練もしていた私たちでした。しかし自然の猛威の前には人間の力はあまりにも無力で、私たちから大切なものを容赦なく奪っていきました。天が与えた試練というにはむごすぎるものでした。つらくて、悔しくてたまりません。

時計の針は一四時四六分を指したままです。でも時は確実に流れています。

生かされた者として顔を上げ、常に思いやりの心を持ち、強く、正しく、たくましく生きていかなければなりません。

命の重さを知るには　大きすぎる代償でした

しかし、苦境にあっても天を恨まず、運命に耐え、助け合って生きていくことがこれからの私たちの使命です。

私たちは今それぞれの新しい人生の一歩を踏み出します。どこにいても、何をしていようとも、この地で仲間と共有した時を忘れず、宝物として生きていきます。

後輩の皆さん。階上中学校で過ごす「あたりまえ」に思える日々や友だちがいかに貴重なものかを考え、いとおしんで過ごしてください。

先生方、親身のご指導ありがとうございました。

先生方がいかに私たちを思ってくださっていたか、今になってよく分かります。

地域の皆さん、これまで様々なご支援をいただきありがとうございました。これからもよろしくお願いいたします。

お父さん、お母さん、家族の皆さん、これから私たちが歩んでいく姿を見守っていてください。必ずよき社会人になります。

私は、この階上中学校の生徒でいられたことを誇りに思います。

最後に、本当に、本当に、ありがとうございました。

平成二十三年三月二十二日

「階上中学校といえば『防災教育』といわれ　内外から高く評価され　十分な訓練もしていた私たちでした」。しかし東日本大震災で三人の卒業予定者を亡くしてしまいました。階上中学校は三年間の間に「自助」「共助」「公助」のサイクルで防災訓練を行ってきたといいます。

震災を経て防災教育の見直しをしました。何よりも自分の命を確実に守ること、それが多くの人の命を守ることになるという確認をしました。その結果、「自助」「自助・共助」「自助・公助」のサイクルで、「自助」を基盤にした防災学習に変わりました。

多くの犠牲を払い過ぎた教訓を活かしています。

日本は確実に災害大国になっています。

しかしさまざまな予防対策、訓練によって被害はなくすことができなくても小さくすることができます。その対策を急がなければなりません。そして災害が発生した時には被災者だけでなく救援者、支援者にも心を寄せ、〝心のケア〟を意識しておく必要があります。救援者、支援者から新たな被害者を出さないようにしなければなりません。そのことが忘れられたり、おろそかにされた結果、犠牲者を出してしまったら、それは人災です。

災害に遭遇して生き延びた命は生かされた命です。亡くなった人たちの分も合わせて生命の重さを大切にしなければなりません。

心のケアは、社会全体で取り組まなければならない課題です。

「しあわせ運べるように」

［編著者略歴］

『惨事ストレス』編集委員会

編集委員会は、2013 年 12 月 21 日に東京でシンポジウムを開催した「いじめ　メンタルヘルス労働者支援センター」と、2014 年 3 月 9 日に神戸でシンポジウムを主催した「震災と労働を考える実行委員会」のメンバーによって構成されている。

連絡先　NPO 法人 ひょうご労働安全衛生センター　気付
〒 650 - 0026　神戸市中央区古湊通 1—2—5　3 階
ＴＥＬ：078 - 382 - 2118
ＦＡＸ：078 - 382 - 2124
http://www.hoshc.org/

惨事《さんじ》ストレス——救援者《きゅうえんしゃ》の“心《こころ》のケア”

2015年1月10日　初版第1刷発行　定価2000円＋税

編著者　『惨事ストレス』編集委員会 ©
発行者　高須次郎
発行所　緑風出版
〒113-0033　東京都文京区本郷2-17-5　ツイン壱岐坂
［電話］03-3812-9420　［FAX］03-3812-7262［郵便振替］00100-9-30776
［E-mail］info@ryokufu.com［URL］http://www.ryokufu.com/

装　幀　斎藤あかね
制　作　R 企 画　印　刷　中央精版印刷・巣鴨美術印刷
製　本　中央精版印刷　用　紙　大宝紙業・中央精版印刷　E1200

ISBN978-4-8461-1421-3　C0036

〝職場のいじめ〟労働相談

いじめ　メンタルヘルス労働者支援センター著

四六判並製　二六二頁　2000円

成果主義や長時間労働が広く取り入れられたため、職場が殺伐とし、いじめが蔓延している。本書は、厚労省の「職場のパワーハラスメントの予防・解決に向けた提言」を踏まえ、寄せられた相談に沿い、解決に向けた方向性を探る。

プロブレムQ&A

「解雇・退職」対策ガイド

［辞めさせられたとき辞めたいとき］

小川浩一・龍井葉二著　【三訂増補版】

A5判変並製　三四四頁　2200円

リストラ、解雇、倒産に伴う労使間のトラブルは増え続けている。解雇・配置転換・レイオフ・肩たたきにどう対応すればいいのか？　労働相談のエキスパートが改正労働基準法を踏まえ、有期雇用問題を増補。解決法を完全ガイド。

プロブレムQ&A

ひとりでも闘える労働組合読本

［リストラ・解雇・倒産の対抗戦法］

ミドルネット著　【三訂増補版】

A5判変並製　二八〇頁　1900円

派遣・契約・パートなどの非正規労働者問題を増補。個別労働紛争救済機関新設など改正労働法制に具体的に対応。労働条件の切り下げや解雇・倒産に、どう対処したらいいのか？　ひとりでも会社とやり合うための「入門書」。

転形期の日本労働運動

［ネオ階級社会と勤勉革命］

東京管理職ユニオン編

四六判上製　二二〇頁　2200円

慢性的な不況下、企業の倒産やリストラで失業者は増え続けている。だが、日本の労働運動は組織率が低下し、逆に混迷、無力化しつつある。本書は、一人一人が自立した連合をめざし、今後の展望と運動のありかたを提議した書。

メンタルヘルスの労働相談

メンタル・ヘルスケア研究会著

四六判並製　二四四頁　1800円

サービス残業等の長時間労働、成果主義賃金により、職場いじめ、うつ、自殺者などが急増している。本書は、相談者に寄り添い、相談の仕方、会社との交渉、職場復帰、アフターケアなどを具体的に解説。相談マニュアルの決定版。